伤寒恒论

【大字诵读版】

清·郑钦安 著

李 潇 整理

全国百佳图书出版单位
中国中医药出版社
·北 京·

图书在版编目（CIP）数据

伤寒恒论：大字诵读版 /（清）郑钦安著；李潇整理 . —
北京：中国中医药出版社，2023.12
ISBN 978-7-5132-8472-1

Ⅰ . ①伤…　Ⅱ . ①郑…　②李…　Ⅲ . ①《伤寒论》—
研究　Ⅳ . ①R222.29

中国国家版本馆 CIP 数据核字（2023）第 190924 号

中国中医药出版社出版

北京经济技术开发区科创十三街 31 号院二区 8 号楼
邮政编码　100176
传真　010-64405721
万卷书坊印刷（天津）有限公司印刷
各地新华书店经销

开本 787×1092　1/16　印张 7.75　字数 82 千字
2023 年 12 月第 1 版　2023 年 12 月第 1 次印刷
书号　ISBN 978-7-5132-8472-1

定价　29.00 元
网址　www.cptcm.com

服 务 热 线　010-64405510
购 书 热 线　010-89535836
维 权 打 假　010-64405753

微信服务号　zgzyycbs
微商城网址　https://kdt.im/LIdUGr
官 方 微 博　http://e.weibo.com/cptcm
天猫旗舰店网址　https://zgzyycbs.tmall.com

如有印装质量问题请与本社出版部联系（010-64405510）
版权专有　侵权必究

整理说明

郑寿全，字钦安，四川省邛州（今邛崃市）东路白马庙人，为同治年间蜀地名医，出身儒门世家，幼承庭训，博览医书，默契《灵枢》《素问》之学，潜通仲景之堂奥，善用经方，开创了"火神派"。郑氏临证以善用附子，单刀直入，拨乱反正著称，著有《医理真传》《医法圆通》《伤寒恒论》，流传至今，被医家奉为经典。《伤寒恒论》为郑氏中医火神三书之一，成书于清同治八年(1869)，共十卷，对六经的认识推崇舒驰远"六经定法"，并从阴阳、表里、寒热、虚实、经络、营卫、气血、气化、邪正消长等多方面对六经进行阐发，认为伤寒六经非为伤寒而设，又注重《伤寒论》立法，认为方方皆是活法，其发挥仲景原文，详释方义，细析脉理。本次整理以成都志古堂刻本为底本，以《黄帝内经》《伤寒杂病论》《再重订伤寒集注》《伤寒论条辨》《伤寒六书》《景岳全书·伤寒典》等书的通行本作为参校本。原书为繁体字竖排版，现改为简体字横排版，加以现代标点；原书中异体字、古字、俗写字径改为通行简化字，与文中训释有关者保留原貌，予以书证；原书"证""症"混用，现保留原貌，不予改正；文中涉及书名或书名简称如《内经》《伤寒》等一律加书名号；全书采用大字排版，方便读者更好领会原著精髓。

李 潇

2023 年 7 月

序

《伤寒》一书，相传千余年，俱云仲景原文，名贤迭出，注家亦多，不胜枚举。余阅原文，颇有领悟。兹将原文逐条一一剖析，不敢与前贤并驾，但就鄙见所及，逐条发明，虽不敢云高出手眼，此亦救世之本心，聊以补名贤之不逮，亦大快事也，高明谅之。是为序。

一、此书即遵舒驰远先生分列上、中、下篇，挨次发明，而他书则前后原文不一。总之论其原文，发明圣意，即前后错乱，而原文终在也。学者亦不必论短论长，则得矣。

二、太阳篇条内有称"中风"字句，当是太阳受风，而"中"字不当，何也？中者如矢之中靶，人何能当？况书有称中经、中风、中脏之别，而条内所称"中风"，全不似中风面目，学者察之。

大清光绪二十年孟冬月上浣临邛郑寿全钦安序

目　录

卷一

太阳上篇 ·· 1

卷二

太阳中篇 ·· 18

卷三

太阳下篇 ·· 36

卷四

阳明上篇 ·· 44

卷五

阳明中篇 ·· 55

卷六

阳明下篇 ·· 63

卷七

少阳篇 ·· 66

伤寒合病 ·············· 72

伤寒并病 ·············· 75

伤寒坏病 ·············· 77

伤寒痰病 ·············· 78

卷八

太阴篇 ·············· 79

卷九

少阴上篇 ·············· 82

少阴下篇 ·············· 89

卷十

厥阴上篇 ·············· 93

厥阴中篇 ·············· 98

厥阴下篇 ·············· 102

过经不解 ·············· 104

差后劳复 ·············· 106

差后食复 ·············· 108

阴阳易病 ·············· 109

外附：

太阳少阴总论 ·············· 109

麻脚瘟说 ·············· 109

辨认内外发热证至要约言 ·············· 109

问答 ·············· 112

卷一

太阳上篇

凡风伤卫之证，列于此篇，计五十三法。据舒本校增

一、太阳之为病，脉浮，头项强痛而恶寒。

按：太阳本气主寒水，太阳统周身皮肤、毛窍、营卫、百脉、经络，为一身纲领。毛窍乃太阳寒水气化出路气化二字有两说：从毛窍而出者，轻清之露也；从下而出者，重浊之汁也。故太阳有传经、传腑，皆在这气化上探求，一切外邪之来，必由毛窍而始入内。出入两字，乃邪正机关、万病绳墨。脉浮者，指邪初入也；头项强痛者，指邪犯太阳地面经络也；恶寒者，指太阳本气受病也。恶寒二字，乃太阳提纲认证眼目，知得恶寒二字，无论一年四季为病，只要见得病人现有头、项、腰、背强痛，恶寒发热，即按太阳法治之，毋得拘于时令，而有失经旨也。

二、病有发热恶寒者，发于阳也；无热恶寒者，发于阴也。发于阳者七日愈，发于阴者六日愈，以阳数七，阴数六故也。

按：太阳风伤卫证，发热、恶风、自汗。寒伤营证，发

热、恶寒、无汗。此言病发于阳，指太阳也；太阳底面，即是少阴，病发于阴，指少阴也。若专指太阳营卫之阴阳，则与太阳风、寒两伤病情不符。余每临症，常见独恶寒身痛而不发热者，每以桂枝汤重加附子，屡屡获效。以此推之，则病发于阴，确有实据。至所言六日、七日者，是论阴阳之度数说法也。

三、太阳病，头痛至七日以上自愈者，以行其经尽故也。若欲作再经者，针足阳明，使经不传则愈。

按：此条言邪传七日自愈，各经皆能分消其势也。设若未尽，又复递传，针足阳明，预泄其气机，邪自无复传也。

四、太阳病欲解时，从巳至未上。

按：此言风寒之轻者也，逢太阳旺时，亦可自解也。

五、欲自解者，必当先烦，烦乃有汗而解，何以知之？脉浮，故知汗出解。

按：凡病欲解，胸中自有一段气机鼓动，"先烦"二字，即鼓动机关。此间有自汗而解、战汗而解、狂汗而解、鼻血而解，从何得知，得知于脉浮耳。设脉不以浮应，又不得汗，其烦即为内伏之候，又不得以"欲自解"言也。

六、太阳病，发热、汗出、恶风、脉缓者，名为中风。

按：太阳既为风邪所伤，风为阳邪，卫为阳道，两阳相搏，怫郁而热生，故见发热。风邪扰动，血液不藏，随气机而发泄于外，故见自汗。"脉缓"二字，指此刻正未大伤，尚得有此和缓之状，是亦病之轻浅说法也。

七、太阳中风，阳浮而阴弱，阳浮者，热自发，阴弱者，汗自出。啬啬恶寒，淅淅恶风，翕翕发热，鼻鸣干呕者，桂枝汤主之。

按："阳浮阴弱"四字，诸家俱以"寸浮尺弱"为定论。余细绎斯言，浮脉主风，阳也、表也，表邪实而里必虚，则阴自弱。风邪已据阳分，蹂躏于中，阴不敢与之抗，俯首听令，血液随气机而外泄，故曰"阳浮者热自发，阴弱者汗自出"。啬啬、淅淅、翕翕，是形容病有难开、难阖、难解之状。至"鼻鸣干呕"四字，系属阳明，当于桂枝汤内加干葛、半夏，方为合法。

八、桂枝本为解肌，若其人脉浮紧，发热汗不出者，不可与之也，常须识此，勿令误也。

按：此条明言桂枝汤，乃解太阳风伤卫之证，非治脉紧寒伤营者所宜，故曰"常须识此，勿令误也"，是教人辨明营卫风寒用药界限也。原文不知何故，称"桂枝本为解肌"，肌肉属阳明，非桂枝所宜，必是后人之误，应当削去"解肌"二字，而曰"桂枝汤非脉浮紧者所宜"，何等直切也。

九、凡服桂枝汤吐者，其后必吐脓血也。

按：桂枝汤本调和阴阳之祖方，何得云"服桂枝汤吐者，其后必吐脓血也"。当其时，胸中或有火逆，或有痰逆，或有郁热，得桂枝辛温助之，上涌而吐，理或有之。然亦有吐仍属佳兆者，理应细辨。设无火、痰、郁热诸逆，以后服之，未定吐脓血，学者切勿执此，当以认证为要。

十、若酒客病，不可与桂枝汤，得之则呕，以酒客不喜甘故也。

按：酒客有喜甜食者，有不喜甜食者，不得执一而论。若酒客病桂枝汤证，而此方遂不可用乎？此是专为得汤则呕者说法也。

十一、发汗后，水药不得入口为逆，若更发汗，必吐下不止。

按：病至水药不得入口，必有寒逆、火逆、水逆之别。此则因发汗后，明系发汗过多，以致亡阳，不能镇纳浊阴，以致阴邪僭居高位，隔拒胸中，宣布失职，气机不得下降，故有此候。若更汗之，则中气愈虚，而吐下更甚也。法宜扶阳、宣中、降逆为主。

十二、太阳病，头痛、发热、汗出、恶风，桂枝汤主之。

按：此即太阳风伤卫证之候，桂枝汤的方，兹不赘。

十三、太阳病，外证未解，脉浮弱者，当以汗解，宜桂枝汤。

按：此条既外证未解，可以再汗，但脉浮弱，其正必虚，故不能助药力以祛邪外出。余意当于桂枝汤内，或加饴糖，或加附子，方为妥当。

十四、太阳病，发热汗出者，此为营弱卫强，故使汗出，欲救邪风，宜桂枝汤。

按：此条明是太阳为风邪所伤，卫分邪实，营分正虚耳。

十五、病人脏无他病，时发热自汗出而不愈者，此卫气不和也。先其时发汗则愈，宜桂枝汤。

按：此条定是失于解表，不然，何得云"先其时发汗则愈，宜桂枝汤"耶？

十六、病常自汗出者，此为营气和，营气和者，外不谐，以卫气不共营气谐和故尔。以营行脉中，卫行脉外，复发其汗，营卫和则愈，宜桂枝汤。

按：病常自汗，似不专主太阳营卫不和，如果属太阳营卫不和，亦必有恶风、畏寒足征。兹云"自汗出"，其中有素禀阳弱，或多言，或过用心，或稍劳动而即自汗出者，皆在不足之例，尚敢轻用桂枝汤乎？此条大抵专主营卫不和说法也，学者宜细求之。

十七、太阳病，初服桂枝汤，反烦不解者，先刺风池、风府，却与桂枝汤则愈。

按：此条明言解表未透，邪未遽出，故见烦。刺风池、风府穴者，泄其邪热，仍以桂枝汤，俾邪尽出无遗，故自愈也。

十八、风家，表解而不了了者，十二日愈。

按：既称表解，邪已去矣，应当清爽如常。此则"不了了者"，是邪去而正未复也。延至十二日者，俟正气渐渐复还也。

十九、中风发热，六七日不解而烦，有表里证，渴欲饮水，水入则吐者，名曰水逆，五苓散主之。

按：此条既称"六七日不解而烦，有表里证"，应有表里证形足征，方为确论。况病形所见，全是太阳腑证。观于用五苓散方，是独重在太阳腑分一面，并未道及表证一面，原文何得称有表里证也？里证即太阳腑证也，即言外邪入腑，何等直切。况此刻病现饮水入口即吐，是因太阳之气化不宣，中宫之转输失职，气机升多降少，以致上逆而吐。用五苓散多服"多服"二字，定教人不可见其吐而遂不与之服也，俾太阳之气化行，水道通，气机下降，自然逆者不逆，而吐者不吐也。学者宜细绎之。

二十、太阳病，发汗后，大汗出，胃中干，烦躁不得眠，欲得饮水者，少少与饮之，令胃气和则愈。若脉浮，小便不利，微热消渴者，五苓散主之。

按：太阳既发汗后，复见大汗出。汗为血液，血液过伤，胃中失养，故胃干。津液不能上下交通，故烦躁不得眠。欲得水饮者，少与之，令胃和则愈，盖水亦阴也，土燥得水以润之，自然燥者不燥，而病自见其愈也。若见小便不利，微渴者，是血液亡于外，而气化失于内也，主以五苓化太阳之气。气化一宣，则水道通，里气畅，升降不乖，病焉有不愈者乎？

二十一、太阳病发汗，汗出不解，其人仍发热，心下悸，头眩，身动，振振欲擗地者，真武汤主之。

按：发汗原是解表，表解自然热退，乃不易之理。今汗出而热仍然，所现种种病形，非表邪未透之征，却是亡阳之候，必是因发汗过度，伤及肾阳。太阳底面，即是少阴，此际发热者，阳越于外也。心下悸，头眩身者，阳气外亡而群阴僭上也。振振欲擗地者，阳欲藏而不得也。夫先天之真阳，喜藏而不喜露，藏则命根永固，露则危亡立生。主以真武汤，是重藏阳之意也。

二十二、太阳病，发汗，遂漏不止，其人恶风，小便难，四肢微急，难以屈伸者，桂枝加附子汤主之。

按：发汗而至漏不止，其伤及肾阳也明甚。太阳底面，即是少阴。其人恶风者，外体疏也。小便难者，汗为水液，气化行于外，而不行于内也。四肢微急，难以屈伸者，血液外亡，而筋脉失养也。此际理应以扶阳为是，原文取桂枝加附子汤，意在用附子，取内以固其根蒂，得桂枝，外以祛其未尽之邪。内外兼备，其无大害，庶不失立方之妙也。

二十三、太阳病中风，以火劫发汗，邪风被火热，血气流溢，失其常度，两阳相熏灼，其身发黄。阳盛则欲衄，阴虚小便难，阴阳俱虚竭，身体则枯燥，但头汗出，剂颈而还，腹满微喘，口干咽烂，或不大便，久则谵语，甚者至哕，手足躁扰，捻衣摸床。小便利者，其人可治。

按：据此条所见种种病形，都缘误用火劫发汗，遂至亡阳为灾，邪火燎原，竟有不可扑灭之势。但视其人小便尚利，一线之元阴犹存，故曰可治。若小便全无，则元阴已尽，危亡即在转瞬之间。

二十四、太阳病二日，反躁，凡熨其背，而大汗出，大热入胃，胃中水竭，躁烦，必发谵语，十余日振栗自下利者，此为欲解也。故其汗，从腰以下不得汗，欲小便不得，反呕，欲失溲，足下恶风，大便硬，小便当数，而反不数及不多，大便已，头卓然而痛，其人足心必热，谷气下流故也。

按：太阳二日，系阳明主气之候，邪已入胃，应当察其邪从阳化为病，从阴化为病，随其所化而治之，方为合法。粗工不知，反熨其背而大汗出。火热入胃，热必夺其胃中津液，津液被夺，则邪热炽，热乘于心，神无所主而谵语生。邪延十余日，忽振栗、自下利者，是里热下行，病有从下解之意。其汗从腰以下不得，欲小便不得者，太阳气化不宣，津液被热夺也。反呕者，气机上逆也。欲失溲，而足下恶风，下元之气不足也。迨至大便多，则里气畅，头卓然而痛，是邪仍欲从三阳表分而出。足下必发热者，阳气复回之征，皆佳兆也。

二十五、太阳病，以火熏之，不得汗，其人必躁，到经不解，必清血，名为火邪。

按：太阳为病，本应外解，今以火熏不汗而反躁，是邪不从外出，而从内趋也。火动于中，逼血下行，而成清血之候，亦时势之使然也。

二十六、微数之脉，慎不可灸，因火为邪，则为烦逆，追虚逐实，血散脉中，火气虽微，内攻有力，焦骨伤筋，血难复也。

按：据脉微数，数主有热，故不可灸。若妄灸之，则为害不浅，故见种种病形。此是为有余之候言之，而非为不足者言之。病人苟现面白唇青，舌润不渴，小便清利，脉现洪大、洪数、弦劲，此系元阳外越之候，回阳又虑不及，尚得以"不可灸"言之乎？余思原文加一"慎"字，此中隐已包括虚实两法在于中也。

二十七、烧针令其汗，针处被寒，核起而赤者，必发奔豚。气从少腹上冲心者，灸其核上各一壮，与桂枝加桂汤，更加桂二两也。

按：烧针者，温经御寒法也。针处被寒，核起而赤者，寒邪聚于皮肤，有欲从外出之势也，何得云必发奔豚？奔豚乃少阴之证，此刻邪在太阳，未犯少阴，即以桂枝加桂汤更加桂，其邪在太阳也明甚。果属奔豚上冲，又非桂枝加桂、倍桂所长也，学者宜细绎之。

二十八、太阳病，当恶寒发热，今自汗出，反不恶寒发热，关上脉细数者，以医吐之过也。一二日吐之者，腹中饥，口不能食；三四日吐之者，不喜糜粥，欲食冷食，朝食暮吐，以医吐之所致也，此为小逆。

按：此条既无发热恶寒，则无外邪可知，咎在医家误吐之过。屡吐不止，渐至朝食暮吐，其胃阳之衰败已极。原文称为

"小逆"，学者不得遽谓之"小逆"也。

二十九、太阳病吐之，但太阳病当恶寒，今反不恶寒，不欲近衣，此为吐之内烦也。

按：吐治法，亦寓发散之意，但无恶寒，则不得为太阳证。不欲近衣，内定有热，而曰"吐内烦"，是此病形，全是吐之过，何也？吐则气机发外，有不可禁止之势，故现此内烦，俟气定神安，而能近衣，则病自愈。若气定而仍不欲近衣，则又不得以"吐内烦"称之也，学者宜细辨之。

三十、太阳病，外证未解，不可下也，下之为逆。欲解外者，宜桂枝汤。

按：病当外解者，原不可下，下之则引邪深入，为害不小。病机果有向表之势，随机而导之，则得矣。

三十一、太阳病，先发汗不解，而复下之，脉浮者不愈。浮为在外，而反下之，故令不愈。今脉浮，故在外，当须解外则愈，宜桂枝汤。

按：随机调理，乃医之道。如当外解而反下之，当下而反表之、固之，皆医之咎。此条既下而脉尚浮，是邪不从下趋，而仍欲从外出，故仍用桂枝汤以导之。此真用药法窍，学者宜留心记之。

三十二、太阳病，下之后，其气上冲者，可与桂枝汤，方用前法。若不上冲者，不得与之。

按：应外解之病，而误下之，脉浮，邪仍在表者，俱可以桂枝汤。若因下而病现上冲，此间须宜详察。盖以为上冲者，病邪欲外，故仍以桂枝汤；不冲者，邪不外出，故不可与。谓上冲而脉浮，可与桂枝汤，上冲而脉不浮，不可与。然上冲之候，多因误下伤及胸中之阳，不能镇纳下焦浊阴之气，以致上冲者极多，法宜收纳温固，又非桂枝所能也。学者务于病情、脉息、声音、动静、有神、无神处求之，则得其要矣。

三十三、太阳病，外证未除，而数下之，遂协热而利，利下不止，心下痞硬，表里不解者，桂枝人参汤主之。

按：下利本非正病，因数下而致之也。痞硬亦非本有之病，因过下伤中，阴邪得以僭居高位也。原文以桂枝人参汤治之，方中药品乃理中汤全方，加桂枝一味耳。不名理中，而名桂枝加人参汤者，重太阳之意，全是温中化气、补中祛邪之法也。

三十四、太阳病，桂枝证，医反下之，利遂不止。脉促者，表未解也；喘而汗出者，葛根黄芩黄连汤主之。

按：本应表解可了之病，而反下之，引邪深入，利遂不止。此刻邪陷于下，若恶风、自汗、身疼仍在者，可与桂枝加葛根汤救之，俾邪复还于表，不治利而利自止。此以葛根黄连黄芩汤，是为脉促、喘、汗，有邪热上攻者言之，故用芩连之苦寒以降之、止之，用葛根以升之、解之，俾表解热退而利自愈，是亦正治法也。余谓只据脉促、喘、汗，未见有热形实据，而以芩、连之品，冀其止泻，恐未必尽善。夫下利太过，中土业已大伤，此际之脉促者，正气伤也；喘者，气不归元也；汗出者，亡阳之渐也。况喘促一证，有因火而喘者，必有火邪可征；有因外寒促者，亦有寒邪可验；有因肾气痰水上逆而致者，亦有阴象痰湿可证。虚实之间，大有分别，切切不可死守陈法，为方圃也。

三十五、太阳病，下之后，脉促、胸满者，桂枝去芍药汤主之；若微寒者，桂枝去芍药加附子汤主之。

按：太阳果属可下，下之，俾邪从下解之法也，何致脉促胸满？必是下伤胸中之阳，以致阴气上逆而为胸满脉促，亦气机之常，理应扶中降逆。原文以桂枝去芍药者，是取姜、桂之辛散，草、枣之补中，而虑芍药阴邪之品以助邪，故去之，立法颇佳。若微恶寒，于汤中去芍加附子，亦是步步留神之意，煞费苦心。

三十六、太阳病，下之微喘者，表未解故也，桂枝加厚朴杏子汤主之。喘家，作桂枝汤，加厚朴杏子佳。

按：外邪蔽束肺气，法宜解表，表解已，则气顺而喘自不作。此云下之微喘，是喘因下而始见，非不下而即见，明明下伤中土，阳不胜阴，以致痰饮水湿随气而上，干犯肺气而喘证生，又非桂枝、厚朴、杏子所宜也，学者当详辨之。余思太阳表邪，发热、恶寒、微喘，未经下者，此方实为妥切。若经下后，无发热恶寒与脉未浮者，此方绝不可施，当以扶阳降逆为要。

三十七、太阳病，下之，其脉促，不结胸者，此为欲解也。脉浮者，必结胸；脉紧者，必咽痛；脉弦者，必两胁拘急；脉细数者，头痛未止；脉沉紧者，必欲呕；脉沉滑者，协热利；脉浮滑者，必下血。

按：既经下后，邪从下趋，里气既通，则表气宜畅，病亦立解。原文以"脉促不结胸"为欲解，意者不结胸为内无邪滞，脉促为邪欲外出，亦近理之论。通条又何必举某脉必现某病邪？夫脉之变化无穷，现证亦多不测，学者亦不必执脉以求病，总在临时随机应变为是。

三十八、太阳病不解，热结膀胱，其人如狂，血自下，下者愈。其外不解者，尚未可攻，当先解其外，外解已，但少腹急结者，乃可攻之，宜桃核承气汤。

按：太阳蓄血，其人如狂，理应化气从小便以逐瘀。此既已趋大肠，血自下，故断其必自愈。但外邪未解者不可攻，恐攻而邪下陷也。外邪既已解，而独见少腹急结者，是瘀尚未尽也，故可以逐瘀攻下之法施之，方不致误。鄙意以桃仁承气汤，乃阳明下血之方，而用之于太阳，似非正法，理当分别处究。血从大便则宜，血从小便则谬。学者宜细心求之，庶不误人。

三十九、太阳病六七日，表证仍在，脉微而沉，反不结胸，其人发狂者，以热在下焦，少腹当硬满，小便自利者，下血乃愈。所以然者，以太阳随经，瘀热在里故也，抵当汤主之。

按：此条所现，实属瘀热在腑，理应以行血之品，从腑分以逐之，方于经旨不错。此以抵当汤治之，较前颇重一格，取一派食血之品以治之，俾瘀血去而腑分清，其病自愈。此方可为女科干血痨对症之方也。但此方施于果系腑分有瘀血则宜，蓄血则谬；干血则宜，血枯则谬。总在医家细心求之，否则万不可轻试也。

四十、太阳病身黄，脉沉结，少腹硬，小便不利者，为无血也。小便自利，其人如狂者，血证谛也，抵当汤主之。

按：此条只以小便之利与不利，判血之有无也。其人少腹满而小便不利者，是蓄尿而非蓄血也；若少腹满而小便利，其人如狂者，蓄血之验也。苟其人不狂，小便利而腹满，别无所苦，则又当以寒结、热结下焦处之，分别施治，庶可言活人也。

四十一、太阳病，小便利者，以饮水多，必心下悸；小便少者，必苦里急也。

按：饮水多而小便亦多，此理之常。但既称小便多，水以下行，又何致上逆凌心而为悸乎？必是小便少而水道不畅，上逆以凌心而为悸，与理方恰。小便不畅，里必苦急，势所必然。原文以饮水多，致心下悸，理亦不差，仍不若小便之多少处求之，更为恰切。或曰：太阳行身之背，水气何得凌心？余以为凌心者，诚以太阳之气由下而至胸腹也。

四十二、大下之后，复发汗，小便不利者，亡津液故也，勿治之；得小便利，必自愈。凡病若发汗、若吐、若下、若亡血、亡津液，阴阳自和者，必自愈。

按：据所言汗、吐、下，以致亡血、亡津液，只要其人无甚大苦，可以勿药，俟正气来复，必自愈。明明教人不可妄用药、误用药，恐生他变也。

四十三、太阳病，先下之而不愈，因复发汗，以此表里俱虚，其人因致冒，冒家汗出自愈。所以然者，汗出表和故也。待里未和，然后复下之。

按：据下后复发汗，以致表里俱虚，其伤正也太甚，虚则易于感冒，此理之常。此刻应于补正药中，加解表之品，必自愈。推其故，汗出表和，"待里未和，然后下之"，"待"字不可忽略，实有斟酌可否之意，学者宜细求之。

四十四、太阳病未解，脉阴阳俱停，必先振栗汗出而解。但阳脉微者，先汗出而解；但阴脉微者，下之而解。若欲下之，宜调胃承气汤。

按：太阳病，当未解之先，而有此阴阳俱停之脉，便见振栗汗出者，是邪由战汗而解也。条中提出"阳脉微者，汗之而解；阴脉微者，下之而解"，余谓阳脉微者，表分之阳不足也，法宜辅正以祛之；阴脉微者，里分之阴不足也，只当温里以祛之。何得云汗之而解？下之而解？如果宜汗宜下，务要有汗下实据方可。若只凭一脉而定为可汗、可下，况脉已云微，亦非可汗、可下之例，学者亦不必执原文为不可易之法也。

四十五、太阳中风，下利呕逆，表解者，乃可攻之。其人汗出，发作有时，头痛，心下痞硬满，引胁下痛，干呕短气，汗出不恶寒者，此表解里未和也，十枣汤主之。

按：中风而见下利呕逆，夫下利呕逆，其病似不在太阳，而在太阴也。太阴受伤，转输失职，不能分运水湿之气，以致水气泛溢。上行于皮肤，故见汗出；水停心下，故见痞硬；水流于胁，故见胁痛。至于头痛、干呕、短气，种种病形，皆是一水气之所致也。主以十枣汤，取大枣以培土祛湿，湿去而诸症自释。原文直指太阳，盖太阳为一身之纲领，主皮肤，统营卫、脏腑、百脉、经络，主寒水，司冬令，行水气，外从皮肤毛窍而出，内自小便而出，气化不乖，水行无滞，往来灌溉，何病之有？今为风邪所中，阻滞气机，气化不宣。水逆于上而为呕，水逆于下而为利，水流于左而胁痛生，水逆于心而硬痞作，水发于上而现头痛，水阻于中，上下往来之气不畅，而短气立至。此刻水气弥漫，表里焉得自和？主以十枣汤，直决其水，恐水去而正不支，故取枣之甘以补正，庶不致害。前所论主在太阴者，以吐利乃太阴之提纲说法也；后所论为太阳者，本篇之大旨也。所论虽未尽当，亦可开后学之心思也，高明正之。

四十六、太阳病二三日，不能卧，但欲起，心下必结，脉微弱者，此本有寒分也，反下之，若利止，必作结胸；未止者，四日复下之，此作协热利也。

按：二三日，系阳明、少阳主气之候，或经或腑，总有一定病情。此并未有二阳经腑证形足征，但云"不能卧，但欲起"者，是阴阳不交，而神不安也。心下必结者，胸中之阳不宣也。所称脉微弱，而曰本有寒分，明是正气之不足，无热邪之内扰，亦可概见。医反下之，大失其旨。若利止必结胸，是由下伤中宫之阳，不能镇下焦浊阴之气，以致上僭而为逆。未止者复下之，是果何所见而必当下耶？又未见有里热足征，而断为协热利耶？总之，原文所论，可见医家之咎。

四十七、病发于阳，而反下之，热入因作结胸；病发于阴，而反下之，因作痞也。所以成结胸者，以下之太早故也。

按：病发于阳，指太阳表分受病也。病发于阴，指少阴里分受病也。二者皆非可下之证，结胸与痞，皆由误下之过，亦非下早之过。总之，医之过也。

四十八、太阳病，脉浮而动数，浮则为风，数则为热，动则为痛，数则为虚，头痛发热，微盗汗出，而反恶寒者，表未解也。医反下之，动数变迟，膈内拒痛，胃中空虚，客气动膈，短气躁烦，心中懊憹，阳气内陷，心下因硬，则为结胸，大陷胸汤主之。若不结胸，但头汗出，余处无汗，剂颈而还，小便不利，身必发黄。

按：太阳既称"脉浮，数动"，以及"恶寒表未解"句，明言风热之邪尚在，其病究竟未当下时，而医即下之。动数浮大之脉，忽变为迟，是阳邪变为阴邪也明甚。阴邪盘遗踞中宫，故见膈内拒痛，胃中既因下而空虚，故短气懊、心烦、硬满之症作。此刻满腔全是纯阴用事，阴气闭塞，理应温中化气，则所理诸证自能潜消，兹以大陷胸汤主之。夫陷胸汤，乃硝、黄、甘遂苦寒已极之品，是为热结于心下者宜之。若浮数变迟，中虚之候用之，实为大不恰切。又曰"若不结胸，但头汗出，剂颈而还，小便不利，身必发黄"，夫发黄之候，原是阳明热邪遏郁所致。此但以小便不利、头汗出，而断为必发黄，亦未必尽如斯言，学者当以病形、脉息、声音有神无神各处求之，便得其要也。

四十九、太阳病，重发汗而复下之，不大便五六日，舌上燥而渴，日晡所小有潮热，从心下至少腹硬满而痛，不可近者，大陷胸汤主之。

按：重发汗，亦是表而再表之义。再表而邪不去，故复下之，又不大便五六日，邪既不由表解，又不由里解，固结于中，意有负隅之势，所现一派病情，非陷胸汤绝不能拔，原文主之，深得其旨。

五十、结胸者，项亦强，如柔痉状，下之则和，宜大陷胸丸。

按：结胸而项亦强，有如柔痉状者，此是邪结于胸，阻其任脉流行之气机而言也。下之以大陷胸丸者，逐其胸中积聚，积聚亦去，任脉通而气机复畅，故有自和之说也。但痉症则周身手足俱牵强，此独项强，故称为如柔痉状，学者须知。

五十一、结胸证，其脉浮大者，不可下，下之则死。

按：结胸而称脉浮大者，明是阳邪结胸，理应清凉以解之、开之，方为合法。若攻下之，则引邪深入，结胸愈结而不解者，焉得不死。

五十二、结胸证悉具，烦躁者亦死。

按：证具结胸，阻其上下交通之机，故烦躁作。盖烦出于心，躁出于肾，病机正在坎离交会之处，不交则烦躁立作，故决之必死也。

五十三、太阳病，医发汗，遂发热恶寒，因复下之，心下痞，表里俱虚，阴阳气并竭，无阳则阴独，复加烧针，因胸烦，面色青黄，肤者，难治；今色微黄，手足温者易愈。

按：太阳证总要外邪未解，方可发汗，岂有无发热恶寒而反即汗之理？此言因发汗，遂见发热恶寒，焉知非误汗而逼阳外越乎？此症总缘汗下失宜，以致表里俱虚，阴阳并竭，无阳则阴独。此刻系纯阴用事，痞塞之症所由生，后加烧针，因而胸烦，面色青黄，则土木相刑之机全神毕露，故曰难治。若色微黄，而无青色，手足尚温，是后天之根犹存，故纯可治。

卷二

太阳中篇

凡寒伤营之证，列于此篇，计五十八法。据舒本校增

一、太阳病，或已发热，或未发热，必恶寒，体痛，呕逆，脉阴阳俱紧者，名为伤寒。

按：已发热者，邪已怫郁于内也；未发热者，邪入而未遏郁也。据脉象，阴阳俱紧曰伤寒，论体痛，则属少阴，呕逆则属寒饮，似于此条内不切。以余细推，现有发热、恶寒、身痛、脉浮紧者，乃为太阳伤寒之的候。若无头痛、身痛、发热、恶寒，而独见身痛、呕逆，脉象见紧，乃为寒入少阴之征。盖太阳底面即是少阴，以此判其或已发热，或未发热二语，庶几恰切。

二、太阳病，头痛发热，身疼腰痛，骨节疼痛，恶风，无汗而喘者，麻黄汤主之。

按：此条乃寒伤太阳之里，里寒太甚，闭束气机，上逆而喘，此理之常。主以麻黄汤开其腠理，俾邪外出，表里通畅，一切证形立即化为乌有。学者切勿以喘而即认为肺病也，

须知。

三、伤寒一日，太阳受之，脉若静者为不传，颇欲吐，若躁烦，脉数急者，为传也。伤寒二三日，阳明、少阳证不见者，为不传也。

按：伤寒本旨，以一日太阳，二日阳明，三日少阳，四日太阴，五日少阴，六日厥阴，此就六经流行之气机而言也。至于邪入太阳，虽七八日、十余日，只要脉静而不动，别无他经证形足征，便不传经。若脉见动，心烦欲吐，此为传也。学者临证，务要有别经证形可验，脉象之动静足征，则得传与不传之实也。

四、伤寒二三日，心中悸而烦者，小建中汤主之。

按：太阳司寒水之令，今二三日未见别经病情，只见心悸而烦，必是太阳失气化之令，以致水停心下，为悸而烦。今主建中汤以化太阳之气，气化而行，则升降不乖，而心悸与烦则立化为乌有。但呕家不可用建中，以甘能上涌也，须知。

五、太阳伤寒者，加温针必惊也。

按：寒伤太阳，在营在卫，原有区别，此言加温针必惊。是邪在营分，加温针而惊耶？是邪在卫分，加温针而惊耶？以理揆之，当其时邪必在卫分，卫分属阳，断不可用温针之法，邪在营分，方可用温针之法。若邪在卫分而用之，如火上添膏，邪焉有不振惊内藏也？如此处断，学者方有趋向，万不致有用温针之害矣。

六、脉浮宜以汗解。用火灸之，邪无从出，因火而盛，病从腰以下必重而痹者，名火逆也。

按：脉浮之病，本应汗解，方为合法。医家不究脉体，而妄以火灸之，大悖经旨。况表阳也，火亦阳也，二阳相合，邪不从外出而从内攻，遂致腰以下必重而痹者，是邪伏于下，阻其太阳寒水流行之气机故也。名曰水逆者，是重在未得汗解，而水滞于下也。

七、脉浮者，病在表，可发汗，宜麻黄汤。脉浮而数者，可发汗，宜麻黄汤。

按：脉浮、脉数，虽云可发汗，然有用桂枝汤者，有用麻黄汤者。在营在卫，原有区分，不得以浮数二字而断为麻黄汤的证也。学者务于有汗、无汗、畏风、恶寒处追求，便得用方之实据也。

八、伤寒，发汗已解，半日许复烦，脉浮数者，可更发汗，宜桂枝汤。

按：大约此证，既经汗解，而邪尚未尽解，故可更汗之，俾邪解尽无遗，庶无后患。

九、发汗已，脉浮数、烦渴者，五苓散主之。

按：太阳伤寒，既称发汗已，想是外邪已去。又见其脉浮数，烦渴，必是外邪已去，而内热未解，故其脉浮数尚见。至于烦渴者烦渴二字，亦有饮冷、饮热之分，不可不察，热伤津液也，理应清解其热，热去则烦渴自解，脉数便平，何得即以五苓散主之？凡用五苓散，必要太阳邪已入腑，口渴而小便不利。原文只据一烦渴、脉数，学者每多不识。

十、伤寒汗出而渴者，五苓散主之；不渴者，茯苓甘草汤主之。

按：汗出而渴，是太阳寒水从毛窍而出，不能滋润肠胃，故见口渴。以五苓散主之，仍使太阳寒水之气不从外出，而仍从内出，则汗渴便止。然有不渴者，是津液未大伤，胃中尚可支持，虽见汗出，以茯苓甘草汤主之，亦是化气行水之妙。此条据余所见，当时汗出而渴，小便不利者，以五苓散主之；汗出不渴，小便不利者，以茯苓甘草汤主之。加此四字，后学更易于明白了然。

再按：汗出而渴，在阳明有白虎之方大渴饮冷；汗出而不渴，在少阴有亡阳之概，学者宜知。

十一、脉浮紧者，法当身疼痛，宜以汗解之。假令尺中迟者，不可发汗。何以知然，以营气不足，血少故也。

十二、脉浮数者，法当汗出而愈。若下之，身重，心悸者，不可发汗，当自汗出乃解。所以然者，尺中脉微，此里虚，须表里实，津液自和，便自汗出愈。

按：条内指一脉浮紧、身痛之人，法本当汗。假令尺中虚者，不可发汗，是言其阴分本虚，发之深恐亡阳，明是教人留意于发汗之间耳。即有他证，亦俟其津液自和，自汗出愈。盖慎之深，防之密矣。

十三、咽喉干燥者，不可发汗。

按：凡咽喉干燥之人，津液已伤，岂可再行发汗，以重夺其液乎？余谓咽喉干燥之人，有因下元坎中真气衰微，不能启真水上升而致者，法宜扶阳；有因邪火灼其津液而致者，法宜清润；有因寒水逆于中，阻其胃中升腾之气而致者，法宜行水。学者留心察之，若此等证，皆非发汗所能了。

十四、淋家不可发汗，汗出必便血。

按：凡患淋之人，或热闭膀胱，或寒闭膀胱，或败精滞于尿窍，气化现有不宣，原无发汗之理。若强汗之，则津液外亡，中气被夺，即不能统束血液，血液流注阑门秘清别浊之处，渗入膀胱，小便下血于是乎作矣。

十五、疮家，虽身疼痛，不可发汗，汗出则痉。

按：《内经》云：诸疮痛痒，皆属于火。火盛则血亏，若再发汗，血液被夺，筋脉失养，痉证必作。然又当察其病情轻重，可汗则汗，不可固执。

十六、衄家，不可发汗，汗出必额上陷，脉急紧，直视不能眴，不得眠。

按：申言素患衄血之人，切切不可发汗。汗为血液，血液既伤，若更发汗，则阳从外亡，故现额上陷，脉紧急者，阳脱之象也。目直视不能眴者，肝开窍于目，血液已伤，不能灌溉，以致不眴不眠者，皆真阳欲绝、危亡之候也。

十七、亡血家，不可发汗，发汗则寒栗而振。

按："亡血"二字，即亡阳之征也。若更发汗，则阳从外越，而内无阳以温暖，故寒栗而振。此等危候，非大剂回阳不可。

十八、汗家，重发汗，必恍惚心乱，小便已阴疼，与禹余粮丸。

按：汗为心之液，素多汗之人，血液早亏，今重发其汗，汗出过多，则心阳外亡，神无所主，而恍惚生；小便已阴疼者，血液已亏，不能泽及小便也。原文以禹余粮丸主之，亦是收纳元气之意也。

十九、发汗，病不解，反恶寒者，虚故也，芍药甘草附子汤主之。发汗后恶寒者，虚故也，不恶寒，但热者，实也，当和胃气，与调胃承气汤。

按：发汗病不解，与发汗后恶寒者，皆里阳不足，因汗而阳更伤也，故见畏寒。原文以芍药附子甘草汤，使其收纳元气归根，而恶寒自已。若不恶寒而反恶热，以调胃承气汤，是为血亏火旺说法。余更有说焉，当其时发汗，有素禀元阳不足，因发汗而有元阳外越者，外大热而内寒，学者务宜细察。若果血亏，阳明胃热，必有舌苔干黄，大渴饮冷，方可与调胃承气汤。若其人因发汗而元阳外越者，虽周身大热，舌必润滑，口必不渴，二便自利，又当以回阳为要，切切不可妄与调胃承气汤，切记。

二十、发汗后，身疼痛，脉沉迟者，桂枝加芍药生姜各一两人参三两新加汤主之。

按：据称发汗后，身疼脉迟，明是里分有寒也。汗则表阳被夺，而内寒卒起，闭塞经络，故见身疼。原文以桂枝加芍药人参新加汤，取姜桂以散阴寒，参芍以养血液，亦属妥切。

二十一、发汗后，不可更行桂枝汤，汗出而喘，无大热者，可与麻黄杏仁甘草石膏汤。发汗后，饮水多必喘，以水灌之亦喘。

按：此条所论与前论不符。此言发汗后，不可更行桂枝汤，若其人桂枝证仍在者，原有再用桂枝之法，此说不可用，非不符而何？又云：汗出而喘，无大热者，可与麻杏石膏甘草汤。据余所见，果系大热、口渴、饮冷、气喘者，则为火刑于肺，而麻杏石膏甘草汤可用。若无大热、口渴等情，只见汗出而喘，吾恐汗出亡阳，若再以麻黄杏仁之方治之，能不速其亡乎？又云：发汗后，饮水多者必喘，以水灌之亦喘。此必因发汗而津液伤，故渴欲饮水；水入亦喘者，是为水逆于中，而中州气化不宣故也。

二十二、下后不可更行桂枝汤，若汗出而喘，无大热者，可与麻黄杏仁甘草石膏汤。

按："下后不可更行桂枝汤"，此语皆非确论。其间有因下而引邪深入，其脉尚浮，病机尚欲外出，仍当以桂枝汤，因其势而导之，方为合法，何得拘泥？至"汗出而喘，无大热"句，更要仔细推求，果见脉浮紧，有热象可征，而麻杏甘膏汤方是的对之方。若汗出，脉浮空，面舌俱青、白、黑色者，回阳犹恐不及，尚得以原文方治之乎？学者务要留心，探究阴阳消息，切勿死守陈言，为方所囿，则得矣。

二十三、发汗过多，其人叉手自冒心，心下悸，欲得按者，桂枝甘草汤主之。

按：汗为心之液，今发汗过多，则心阳不足，其人叉手自冒者，是欲扶心之意，外援之一助也。至"心下悸、欲按"，皆本此。

二十四、未持脉时，病人叉手自冒心，师因教试令咳，而不咳者，此必两耳聋无闻也，所以然者，以重发汗，虚，故如此也。

按：此条是教人探阴阳之妙谛。若其人令咳而能咳，则耳聪；令咳而不咳，则耳聋。故断之曰，重发汗，以致心阳虚，浊阴上干，闭其清窍，故耳聋也。此与风寒闭束者大有泾渭之别，学者宜细察焉。

二十五、发汗后，其人脐下悸者，欲作奔豚，茯苓桂枝甘草大枣汤主之。

按：既称"发汗后，其人脐下悸者"，是必因发汗而伤及肾阳也，肾阳既衰，不能镇纳下元水气，以致脐下悸，欲作奔豚，法宜回阳为是。原文所主之方，取茯苓以伐肾邪，而使水气下泄，不致上奔，真立法之妙谛也。

二十六、发汗后，腹胀满者，厚朴生姜半夏甘草人参汤主之。

按：此病腹胀满由于发汗后，明是汗出伤及胸中之阳，以致浊阴上干，闭其清道，壅而为满。法宜补中宣通，原方亦可用，似不若理中加行滞药为当。

二十七、伤寒汗出解之后，胃中不和，心下痞硬，干噫食臭，胁下有水气，腹中雷鸣下利者，宜生姜泻心汤主之。

按：此证既称汗解，是外邪已去，何至"胃中不和，心下痞硬"？此是因发汗过多，以致浊阴上逆于心而成痞乎？是因夹有宿食滞于心下而成痞硬乎？是因有邪热结于心下而成痞硬乎？是因有寒水逆于心下而成痞硬乎？不能无疑。又云"干噫食臭，胁下有水气"至"雷鸣下利"句，定是太阳气化失职，以致寒水弥漫四旁，一切病情，俱由此而生。但原文以生姜泻心汤主之，似不恰切。

二十八、伤寒中风，医反下之，其人下利，日数十行，谷不化，腹中雷鸣，心下痞硬而满，干呕心烦不得安。医见心下痞，谓病不尽，复下之，其痞益甚，此非结热，但以胃中虚，客气上逆，故使硬也，甘草泻心汤主之。

按：此条既已误下，而又复下，所现之症，既称虚冷，此非结热。原文以甘草泻心汤主之，方中芩连之苦寒，而复可用乎？仲景不当处此。

二十九、伤寒大下后，复发汗，心下痞，恶寒者，表未解也，不可攻痞，当先解表，表解乃可攻痞。解表宜桂枝汤，攻痞宜大黄黄连泻心汤。

按：既称下、汗后，以致心下痞，明是下、汗亏损表里之阳，以致浊阴上干，结于心下而为痞。法宜温中扶阳，宣中散逆为是。又云"恶寒者，表未解"，"恶寒"二字，虽云太阳面目，究竟阳虚而畏外寒，亦见恶寒，况既大下、发汗后，果见脉尚浮紧，周身尚有疼痛、发热、恶寒，如此可以解表。不然，只见恶寒两字，不得即当解表。至于攻痞之说，虽有次第，以此症而论，则攻痞之大黄黄连泻心汤亦未恰切。何也？未见有热象足征，只有痞象一症，况此由下汗而成，并非未经汗下而见。前之大下，是大黄苦寒一派而致痞，既前之大黄不效，今又用之，又岂能必其效乎？吾想，再下之，而命不永也。

三十、脉浮而紧，而复下之，紧反入里，则作痞，按之自濡，但气痞耳。心下痞，按之濡，其脉关上浮者，大黄黄连泻心汤主之。心下痞，而复恶寒汗出者，附子泻心汤主之。

按：脉浮而紧，是寒伤的候，理应解表。医者不知解表，而复下之，紧反入里，明明引邪深入而成痞满之象，但按之濡，是无形之热邪结于心下。至于关上浮大，足见中州之实有热助之，而原文之大黄黄连泻心汤是的确之法。若心下痞，而见恶寒汗出者，则又阳虚之征，因误下所致，原文以附子泻心汤主之。附子可用，而芩连必不可用。何也？恶寒者，阳衰之验，汗出者，亡阳之机，心下痞者，阴邪上逆之据，法宜大剂扶阳宣散为是，学者宜细察之。

三十一、伤寒五六日，呕而发热者，柴胡汤证具。而以他药下之，柴胡证仍在者，复与柴胡汤，此虽已下之，不为逆，必蒸蒸而振，却发热汗出而解。若心下满而硬痛者，此为结胸也，大陷胸汤主之。但满而不痛者，此为痞，柴胡汤不中与之，宜半夏泻心汤。

按：柴胡汤证具，而以他药下之，柴胡证仍在者，是下之而邪未深入，尚在少阳，故不为逆。若下之而转变别证，少阳证全无者，则是下之过，咎无可辞。若心下满而硬，虽名结胸，究竟务要察其虚实，果系有邪热结于心下者，可与大陷胸汤。若系下之失宜，而阴寒水湿上逆而作者，犹宜温中降逆，化气行水方是。所云满而不痛则为痞，原非柴胡汤所宜。原文以半夏泻心汤，确乎有理，至于方中芩连，似觉不当，学者察之。

三十二、本以下之，故心下痞，与泻心汤，痞不解，其人渴而口燥烦，小便不利者，五苓散主之。

按：痞由误下而致，服泻心汤而不解，又复见燥烦口渴，小便不利，原文以五苓散主之，可见初非下症，实太阳之症，因下而引入太阳之腑也。可见医家不可妄下，总要斟酌妥贴为妙。

三十三、伤寒服汤药，下利不止，心下痞硬，服泻心汤已，复以他药下之，利不止，医以理中与之，利益甚。理中者，理中焦，此利在下焦，赤石脂禹余粮汤主之。复不止者，当利其小便。

按：据所称伤寒，服汤药下利不止，而至心下痞，明是下伤胸中之阳，遂使浊阴僭居高位而成痞，虽服泻心汤而病未解，又复下之，一误再误，所失愈多，医以理中汤治之，下利

27

益甚。非下利甚之可怪，实由中州转运，而积阴下泄，虽泄甚一时，而收功已在旦夕。昧者不察，以为病在下焦，非理中可了，又复以赤石脂禹余粮汤治之，仍不效，而曰当利小便。不知下利，有小便尚利者，有小便不利者，不利者可利，而小便利者绝不可利。以余所见，全是误下所致，理中是不易良法，理中内加桂、苓、砂、半是绝妙法。原文所论之方，皆在似是而非之例，学者详细辨之。

三十四、伤寒发热，汗出不解，心中痞硬，呕吐而下利者，大柴胡汤主之。

按：伤寒发热，有风伤卫之发热，寒伤营之发热。出汗，有风伤卫之出汗，有阳明热甚之出汗，有少阴亡阳症之出汗。而此只云"发热，汗出不解"，是用桂枝解表之剂而出汗不解乎？是用麻黄解表而发热汗出不解乎？此中全无实据。言阳越于外发热也可，言汗出亡阳也可。又云"心中痞硬，呕吐，下利"，全是太阴病情，则于太阳症不合，至于大柴胡汤，则更属不合也，学者盍察之。

三十五、伤寒发汗，若吐若下，解后，心下痞硬，噫气不除者，旋覆代赭汤主之。

按：伤寒病，至用汗、吐、下三法，外病已解，而见心下痞，噫气不除者，由或汗、或吐、或下伤及胸中之阳，以致浊阴上干，逆于心下，阻其升降之气机而为噫。原文以旋覆代赭石汤主之，实属至当之法。

三十六、病胁下素有痞，连在脐旁，痛引少腹，入阴筋者，此名脏结，死。脏结无阳症，不往来寒热，其人反静，舌上苔滑者，不可攻也。

按：两胁属肝地面，素有痞连在脐旁，是阴寒久聚于厥阴而未解，阴邪甚则痛直入阴筋，故决其死。而曰脏结者，肝为阴脏故也。无阳症，不往来寒热，其人安静，舌滑苔，则是阴症之实据，言不可攻，是教人不可妄用药以攻其结也。

三十七、问曰：病有结胸，有脏结，其状何如？答曰：按之痛，寸脉浮，关脉沉，名曰结胸也。何谓脏结？答曰：如结胸状，饮食如故，时时下利，寸脉浮，关脉小、细、沉、紧，名曰脏结。舌上白苔滑者，难治。

按：结胸、脏结两症，答曰寸浮、关沉紧，寸浮、关细沉紧，皆非确论。若寸浮、关沉而不结胸，寸浮、关细沉紧而不脏结，则又当何说？以余鄙见，当时胸高突起，结于胸之上部者，可名结胸。如物盘状，结于少腹两侧，或在脐旁，可名脏结。然后以脉象参之，庶为近理。若仅以脉象而论，恐未必尽如是说也，学者须知。

三十八、伤寒六七日，结胸热实，脉沉而紧，心下痛，按之石硬者，大陷胸汤主之。

按：此条明言热邪盘聚胸中，以致心下痛，按之如石硬，故取大陷胸汤以治之，急欲逐去热邪之意也。前太阳上篇三十七条内云"脉浮者，必结胸"，此何不见脉浮也？脉沉紧者，必欲呕，此何不见呕也？总之，专以脉定病，决乎不可，况气机变化莫测，焉能以二十八脉象，以定亿万病象乎？学者切不可为脉所囿，则得矣。

三十九、小结胸病，正在心下，按之则痛，脉浮滑者，小陷胸汤主之。

按：既名结胸，何分大小，要知有热结于胸者，有寒结于胸者，有痰结于胸者，有食结于胸者，总要分辨的确，庶无差错。若小陷胸汤，与热结者宜，而非寒、痰、食所宜，即以原文脉之浮滑而论，浮主风，而滑主痰，宜是内痰，若小陷胸汤，则未必妥切。

四十、伤寒十余日，热结在里，复往来寒热者，与大柴胡汤。但结胸无大热者，此为水结在胸胁也，但头微汗出者，大陷胸汤主之。

按：据所称热结在里，是见小便短赤乎？是见大便闭塞乎？是见舌苔干黄、大渴饮冷乎？务要有一定实据。原文笼统言之，学者当于病情处探求。果见大便不利，复往来寒热者，大柴胡汤可用。又云"结胸而无大热者，此为水结在胸胁，但头微汗"，原文以大陷胸主之，既以无大热，而为水结胸胁，明是中宫不宣，水逆不行。法宜温中、健脾、行水为是，若大陷胸汤，断乎不可。

四十一、伤寒六七日，发热微恶寒，肢节烦疼，微呕，心下支结，外证未去者，柴胡桂枝汤主之。

按：伤寒至六七日，所现仍是太阳表证病情，但有微呕，则柴胡桂枝汤可用。至于心下支结，是太阳寒水之气上逆所致也，当于方中加茯苓、砂、半，庶为恰切。

四十二、伤寒八九日，下之，胸满烦惊，小便不利，谵语，一身尽重，不可转侧者，柴胡加龙骨牡蛎汤主之。

按：此条果系下证，下则病去无遗，何至有胸满烦惊，小便不利，谵语，一身尽重不能转侧者？明是下伤胸中之阳，以致浊阴上泛，而为胸满烦惊者，心肾之阳为下所伤也。小便不利者，下焦之阳衰，不能化下焦之阴也。谵语者，浊阴上闭，神明昏乱也。一身尽重不能转侧者，少阴之阴寒甚，而无阳以化也。法非四逆、白通不能了。若原文之方，绝不妥当。

四十三、伤寒脉结代，心动悸，炙甘草汤主之一名复脉汤。脉按之来缓，时一止复来者，名曰结。又脉来动而中止，更来小数，中有还者反动，名曰结，阴也。脉来动而中止，不能自还，因而复动者，名曰代，阴也，得此脉者，必难治。

按：据脉而论，结、促之止，止无常数，代脉之止，止有常数。结、促之脉，病尚可治者多。而代脉之见者，十难九痊，仲景以复脉汤主之，亦是尽治病之道而已。

四十四、伤寒，医下之，续得下利清谷不止，身疼痛者，急当救里；后身疼痛，清便自调者，急当救表。救里宜四逆汤，救表宜桂枝汤。

按：救表、救里两法，颇与病符，不再赘。

四十五、伤寒下后，心烦腹满，卧起不安者，栀子厚朴汤主之。

按：下后，致心烦腹满，起卧不安，总缘下伤中宫之阳，遂致浊阴上壅，而为腹满，脾胃之精气不能上输于心，故心烦。此病理应温中扶阳，何得更行清热破滞之品，庶觉不合。若果系热邪，下后而仍旧弥漫有热象可凭，则原文定不可少，学者须知。

四十六、伤寒，医以丸药大下之，身热不去，微烦者，栀子干姜汤主之。

按：大下非微下可比，既称大下，岂有邪下而不去之理乎？尚见身热微烦，吾恐阳从外脱，已在几希，若更吐之，能

31

不速其亡乎？

四十七、伤寒五六日，大下之后，身热不去，心中结痛者，未欲解也，栀子豉汤主之。发汗若下之，而烦热胸中窒者，栀子豉汤主之。发汗吐下后，虚烦不得眠，若剧者，必反复颠倒，心中懊憹，栀子豉汤主之；若少气者，栀子甘草豉汤主之；若呕者，栀子生姜豉汤主之。凡用栀子汤，病人旧微溏者，不可与服之。

按：伤寒四十七条内，用汗、吐、下三法，所用方总以栀子豆豉汤、栀子甘草豉汤、栀子生姜豉汤。以余所见，务要果有热象足征，方可酌用。设若下后发热，而有阳从外越者，因发汗而有阳外出者，因吐后气机因而上浮者，此中大有经权，学者切勿以栀豉等汤定为可恃也，汗下定要下细探求。

四十八、下之后，复发汗，必振寒，脉微细。所以然者，以内外俱虚故也。

按：汗、下两法，皆在要有可汗、可下之例。当汗而不汗不可，当下而不下亦不可，汗、下均是祛邪之良法。若汗、下而不去，则正必亏，汗则伤阳，下则伤阴，阴阳两伤，岂有脉不细而不振寒者乎？原文故称内外俱虚，此刻只宜大固元气，不可疏忽。

四十九、下之后，复发汗，昼日烦躁不得眠，夜而安静，不呕不渴，无表证，脉沉微，身无大热者，干姜附子汤主之。

按：汗下太过，足以损伤元气，至昼而烦躁不得眠，其表阳之虚也明甚。但阴阳之道，昼宜不眠，从阳也，夜而安静，从阴也。今病昼烦躁，是伤在阳分一面，夜而安静，是未伤在阴分一面。不眠者，是烦躁已极，不能仰卧片时之意也。原文以附子干姜汤主之，实属妥切。

五十、伤寒若吐若下后，心下逆满，气上冲胸，起则头眩，脉沉紧，发汗则动经，身为振振摇者，茯苓桂枝白术甘草汤主之。

按：此由吐、下伤及胸中之阳，以致浊阴上干，逆于心下，气逆上冲太甚，故头眩。发汗伤阴，筋脉失养，故见筋惕肉之状。此刻只宜大剂扶阳，若原文之茯苓桂枝白术甘草汤，恐力不足以当此任。

五十一、伤寒吐下后，发汗，虚烦，脉甚微，八九日心下痞硬，胁下痛，气上冲咽喉，眩冒，经脉动惕者，久而成痿。

按：汗、吐、下以致虚烦脉微，元气之衰可知。至八九日，心下痞硬，经脉动惕，原文以为久而成痿。此全是亏损太过，寒水弥漫，阴逆上冲，故见胁下痛与气上冲咽喉，眩冒，经脉动惕者，皆汗、下、吐伤及血液，以致筋脉失养。成痿者，言气衰而不振也。

五十二、伤寒有热，少腹满，应小便不利，今反利者，为有血也，当下之，不可余药，宜抵当丸。

按：据喻嘉言先生云：伤寒蓄血，较中风蓄血，更为凝滞，故变汤为丸，而连渣服之，所以求功于必胜也。

五十三、伤寒八九日，风湿相搏，身体疼烦，不能自转侧，不呕不渴，脉浮虚而涩者，桂枝附子汤主之。若其人大便硬，小便自利者，去桂加白术汤主之。

按：身体烦疼，乃风湿之的候。不能转侧，乃湿邪流入关节，阻滞之征。不呕不渴，脉虚浮者，湿邪之验。原文以桂枝附子汤，温经散寒除湿之意。若其人大便硬，小便自利，由中宫气弱，不能输津液于大肠，故大便硬，小便自利。加白术者，培中土之意，实为妥贴。

五十四、风湿相搏，骨节疼烦掣痛不得屈伸，近之则痛剧，汗出短气，小便不利，恶风不欲去衣，或身微肿者，甘草附子汤主之。

按：风湿相搏，明风与湿阻滞经脉，以致疼痛不能屈伸。近之则痛剧者，风湿之邪甚也。汗出短气，小便不利者，太阳为风所扰，气机不得下降，以致汗出而小便不利。恶风者，太阳风伤卫之验也。不欲去衣者，湿气滞内之验也。或身微肿者，风邪之实据也。原文以甘草附子汤主之，实属恰切。余意方中再加防风、云苓，更觉功速。

五十五、伤寒发汗已，身目为黄，所以然者，以寒湿在里不解故也。以为不可下也，于寒湿中求之。

按：既称发汗已，而曰身目为黄，明言此为阴黄，而非阳黄也。阳黄有热形可征，此无阳象实据，故曰寒湿中求之，明言阴黄无疑。法宜温中除湿为主。

五十六、伤寒瘀热在里，身必发黄，麻黄连轺赤小豆汤主之。

按：瘀热在里，未必尽成发黄之症，是必有湿邪相凑方成。

五十七、伤寒七八日，身黄如橘子色，小便不利，腹微满者，茵陈蒿汤主之。

按：此明主湿热在里，熏蒸而成。若小便利，则必不能发黄。因小便不利，湿热之气不得下趋，故成此候。而曰腹微满者，太阳蓄尿之验也。原文以茵陈蒿汤主之，妥切。但此为蓄尿发黄，而非阳明发黄，原方可加入五苓方中，庶无大谬。

五十八、伤寒身黄发热，栀子柏皮汤主之。

按：此言身黄发热，而在太阳，并非阳明，必是太阳之气怫郁于皮肤，而成此候。原文以栀子柏皮汤，是从小便以逐邪之意也。

卷三

太阳下篇

凡风寒两伤营卫之证，列于此篇，计二十四法。

据舒本校增

一、太阳中风，脉浮紧，发热恶寒，身疼痛，不汗出而烦躁者，大青龙汤主之。若脉微弱，汗出恶风者，不可服之。服之而厥逆，筋惕肉，此为逆也。

二、伤寒脉浮缓，身不疼但重，乍有轻时，无少阴证者，大青龙汤发之。

按：大青龙汤，乃风寒两伤营卫，烦躁发热之主方。此言脉浮缓，并无身疼发热，而曰身重乍有轻时。论身重乃少阴之征，而曰乍有轻时，却又非少阴的候，此为大青龙汤，实不恰切，学者宜细心求之。

三、太阳病，脉浮紧，无汗，发热，身疼痛，八九日不解，表证仍在者，此当发其汗。服药已微除，其人发烦目瞑，剧者必衄，衄乃解。所以然者，阳气重故也。麻黄汤主之。

按：此条既称八九日不解，表证仍在者，固当发其汗。既服药已微除，"微"字是发汗邪衰而未尽解之意，复见其人发

36

热，目瞑，剧者必衄，衄则邪必外出，故仍以麻黄汤随机而导之之意。此条设若不衄，更见发热目瞑剧者，又当于阳越于外求之。求之奈何？于口之饮冷饮热判之，人之有神无神、脉之有力无力、二便之利与不利处求之，切切不可死守原文，当以不执方为要。

四、伤寒脉浮紧，不发汗，因致衄者，麻黄汤主之。

按：此条乃寒伤营之的候。其人能大汗出而邪可立解，则不致衄。衄出，即汗出也，故以麻黄汤治之，是随机而导之之意。俾邪尽出无遗，真上乘法也。

五、太阳病，脉浮紧，发热，身无汗，自衄者，愈。

按：此系与上同，毋容再论。

六、太阳病，得之八九日，如疟状，发热恶寒，热多寒少，其人不呕，清便欲自可，一日二三度发。脉微缓者，为欲愈也；脉微而恶寒者，此阴阳俱虚，不可更发汗、更下、更吐也；面色反有热色者，未欲解也，以其不能得小汗出，身必痒，宜桂枝麻黄各半汤。

按：此条既称八九日，未有不用发散祛邪之方。据所言如疟状，如疟者，似疟而非真疟之谓也。虽现热多寒少是属阳症热多，定现口渴饮冷，舌必有黄苔，热时必揭去衣被，小便必赤，若似疟则无此等病情，而其人不呕，清便自可，以"清便"二字核之，与脉之微缓核之，则内无的确之风热，明是发解太过，必是阳虚似疟无疑，法宜扶阳温固为是。又曰：脉微而恶寒者，为阴阳俱虚，不可更发汗、吐下也。明明此非青龙汤、麻桂各半汤的候也。若其人面皮反有赤色，"赤色"二字，更宜着眼，恐是戴阳。苟非戴阳，果现脉浮紧，未得小汗，而致身痒疼者，方可与麻桂各半汤。学者虽于一症之中，前后参究，方可与论伤寒、读伤寒也。

七、太阳病，发热恶寒，热多寒少。脉微弱者，此无阳也，不可发汗，宜桂枝二越婢一汤。

按：此条言发热恶寒者，邪犯太阳之表也。热多寒少者，风邪之盛而寒邪之轻也，以越婢汤治之，取桂枝以伸太阳之气，祛卫分之风，用石膏以清卫分之热，用麻黄、生姜以散寒，所为的确之方。但条中言无阳不可发汗，既曰无阳，岂有热重寒轻之理？岂有再用石膏、桂、麻之理？定有错误。

八、服桂枝汤，大汗出，脉洪大者，与桂枝汤，如前法。若形似疟，一日再发者，汗出必解，宜桂枝二麻黄一汤。

按：此条既服桂枝汤，大汗出，而病岂有不解之理乎？既以大汗而脉见洪大，若再用桂枝汤，能不虑其亡阳乎？条中"大"字，定有错误，想是服桂枝汤而汗不出，故可以用桂枝汤，方为合理。至形如疟状，是表里之寒热尚未尽解，故仍以桂枝二麻黄一汤主之或者汗出而邪未尽解，脉见洪大，邪仍欲出表之意，理亦不错，但"大"字不能无疑，俾邪外出无遗，故决之曰：汗出必解，方为合适。

九、伤寒不大便六七日，头痛有热者，与承气汤。其小便清者，知不在里，仍在表也，当须发汗。若头痛者，必衄，宜桂枝汤。

按：伤寒六七日不大便，有热结、寒结之分，务要察其果系热结，方可以大承气汤施之；头痛亦必审其脑后，方是太阳的候，有热而必兼见恶寒者为确，有不恶寒而独发热者为非。又曰其小便清者，知不在里而在表也，理宜解表。头痛而衄者，是邪从外解，仍以桂枝汤治之，是随机斡旋之意，真立法之妙也。

十、服桂枝汤，或下之，仍头痛项强，翕翕发热，无汗，心下满微痛，小便不利者，桂枝汤去桂加茯苓白术汤主之。

按：此条虽云服桂枝汤，或下之，而仍头痛项强、翕翕发热、无汗，是邪尚在表而未解，仍宜发表为是。至于心下满而痛，小便不利，是太阳之气不从小便而下趋，逆从于上而为心下满痛。何也？太阳之气，是由下而上至胸腹也。今既心下痛而小便不利，理应以五苓散方施之，化太阳之气，俾邪从下解，此方去桂枝加白术、茯苓，亦是五苓之意。以予拙见，桂枝似不宜去。

十一、伤寒脉浮，医以火迫劫之，亡阳，必惊狂，起卧不安者，桂枝去芍药加蜀漆牡蛎龙骨救逆汤主之。

按：伤寒脉浮，而医以火迫劫之，浮为阳，邪火亦阳，两阳相会，邪火内攻，扰乱心君，故惊狂不安之象所由来。致于亡阳二字，所论不切，当是亡阴，庶于此条方为合法。主以救逆汤，亦是敛阴、祛邪、安神之意也。

十二、火逆下之，因烧针烦躁者，桂枝甘草龙骨牡蛎汤主之。

按：火逆则伤阴，未见下症而下之，则伤阴，复又烧针而阴又伤，此烦躁之症所由生，而阴虚之象所由见。主以桂枝甘草龙骨牡蛎者，是取其调中而交心肾也。

十三、伤寒脉浮，自汗出，小便数，心烦，微恶寒，脚挛急，反与桂枝欲攻其表，此误也。得之便厥，咽中干，烦躁，吐逆者，作甘草干姜汤与之，以复其阳；若厥愈足温者，更作芍药甘草汤与之，其脚即伸；若胃气不和，谵语者，少与调胃承气汤；若重发汗，复加烧针者，四逆汤主之。

按：据脉浮、自汗至脚挛急，症中并无发热、恶寒、身疼。而独见自汗出者，卫外之阳不足也；小便数者，气化失机也；心烦、微恶寒者，阳衰之征也；脚挛急者，由血液外亡，不能滋润筋脉也。本非桂枝汤症，而曰欲攻其表，此误也，实为有理。至于得之便厥，咽中干，烦躁吐逆者，大抵此症先因吐逆太过，中宫转输之机卒然错乱，不能输精气于心肾，故烦躁，吐则亡阳，故四肢厥也厥症原有热厥、寒厥之分，原文主甘草干姜，是定非热厥也。总之医家临症时，务宜下细探求阴阳实据方可。此论是就原文主方说法也。咽中干者，肾阳衰不能升腾津液于上也。原文以甘草干姜汤与之，此是守中复阳之法也，何愁脚之不伸也？原文又以芍药甘草汤，此汤本为火盛灼筋者宜，而用之于此症，殊非正论。若"胃气不和，谵语者，少与承气汤"，此说觉得支离，又并无胃实足征，何得有谵语之说？即果谵语，务必探其虚实真伪方可。若重发汗，复加烧针者，主以四逆汤，此是何病情？而重汗，而又烧针耶？一条之中，东一若，西一若，吾甚不解。

十四、发汗，若下之，病仍不解，烦躁者，茯苓四逆汤主之。

按：病有当发汗者，有当下者，但要有发汗之实据，可下之病情。此统以发汗、下后，病仍不解，不解是何病情不解，以致烦躁，殊令人难以猜详。

十五、伤寒，胸中有热，胃中有邪气，腹中痛，欲呕吐者，黄连汤主之。

按：太阳之气，由下而上至胸腹。今因寒邪怫郁于内而热生，以致胃中不和，腹痛欲呕吐者，此是上热下寒之征也。原文以黄连汤主之，是用黄连以清上焦之热，干姜、桂枝、半夏以祛中下之寒邪，用参、枣以和中，是调和上下之妙剂也。

十六、伤寒，腹满谵语，寸口脉浮而紧，此肝乘脾也，名曰纵，刺期门。

按：腹满、谵语，阳明之腑证也；脉浮而紧，太阳之表证也。此名曰纵，甚不解，定有错误。

十七、伤寒发热，啬啬恶寒，大渴欲饮水，其腹必满，自汗出，小便利，其病欲解，此肝乘肺也，名曰横，刺期门。

按：发热恶寒，太阳之表证也；大渴饮水，此由寒水逆中，阻其脾中升腾之机，真火不得上升，故大渴；其腹满者，水溢于中也，幸而自汗与小便利，上下分消，邪有出路，故知其必解也。设若不自汗，不小便，未可言欲解也。原文言肝乘肺，不知从何看出，余甚不解。

十八、伤寒表不解，心下有水气，干呕发热而咳，或渴、或利、或噎、或小便不利、少腹满、或喘者，小青龙汤主之。

按：伤寒既称表不解，心下有水气，以致一切病情，缘由寒水逆中，阻滞气机。理应发汗行水，水邪一去，则气机流通，诸症立失。学者切不可执病执方，执一己之见，总要窥透病机当何下手治之为是。若原文之小青龙汤，重在发汗行水，而诸症立失，可知非见咳治咳，见呕治呕也。

十九、伤寒心下有水气，咳而微喘，发热不渴。服汤已渴者，此寒去欲解也。小青龙汤主之。

按：心下有水气，阻其呼吸之气，上触而咳，以致微喘，发热不渴，服汤已渴者，水气去，而中宫升腾之机仍旧转输，故知其欲解也。以小青龙汤主之，是随机而导之之意也。

二十、服桂枝汤，大汗出后，大烦渴不解，脉洪大者，白虎加人参汤主之。

按：服桂枝汤以致大汗，其人大渴者，由汗出过多，血液被夺，伤及胃中津液故也。原文主以人参白虎汤，取人参以救津液，取石膏以清内热，的确之法也。

二十一、伤寒脉浮滑，此表有寒，里有热，白虎汤主之。

按：《脉象篇》云："浮主风邪，滑主痰湿。"此条只据二脉，即以白虎汤主之，实属不当。况又未见有白虎症形，指为里热表寒，即果属表寒里热，理应解表清里，何独重里热一面，而遗解表一面乎？疑有误。

二十二、伤寒脉浮，发热无汗，其表不解，不可与白虎汤；渴欲饮水，无表证者，白虎加人参汤主之。

按：发热无汗，本应解表，原非白虎所宜。至于大渴饮冷，阳明症具，则以人参白虎施之，的确不易法也。

二十三、伤寒无大热，口燥渴，心烦，背微恶寒者，白虎加人参汤主之。

按：寒邪本由太阳而起，至背恶寒，亦可云表未解，何得即以白虎汤主之？条中既称无大热，虽有燥渴心烦，未必即是白虎汤证。法中原有热极邪伏，背心见冷，而用此方。但学者于此症，务要留心讨究，相其舌之干燥与不燥，气之蒸手不蒸手，口渴之微盛，二便之利与不利，则得矣。

二十四、伤寒若吐若下后，七八日不解，热结在里，表里俱热，时时恶风，大渴，舌上干燥而烦，欲饮水数升者，白虎加人参汤主之。

按：吐下后而表不解，盖吐则亡阳，下则亡阴，阴阳两虚，更不能俾邪外出，故不解。以致表邪趋入阳明地面，遂随阳明之气化而转为热邪，故现一切症形，全是白虎汤对症之法。至饮水多者，是由下而津液大伤，故乞水以为援也。主以白虎加人参以救欲亡之阴，实的确不易之法也。

卷四

阳明上篇

外邪初入阳明，太阳尚有未尽者，谓之太阳阳明，列于此篇，计三十九法。据舒本校增

一、阳明病，脉迟，汗出多，微恶寒者，表未解也，可发汗，宜桂枝汤。

按：论阳明病，汗出多，脉应长大，今脉迟而汗出多，殊属不合。又到微恶寒，表未解，可发汗，明是太阳寒邪初入阳明，寒邪尚未化尽，故宜以桂枝汤导之也。

二、阳明病，脉浮，无汗而喘者，发汗则愈，宜麻黄汤。

按：此条乃太阳之病、太阳之方，并未有阳明脉象病情，实属不合，理应列入太阳篇为式。

三、阳明病，若能食，名中风；不能食，名中寒。

按：能食为中风，风为阳，阳能消谷也。不能食为中寒，寒为阴，阴不能消谷也。但阳明病，果是何等病情，而见此能食不能食也？

四、脉阳微而汗出少者，为自和也；汗出多者，为太过。阳脉实，因发其汗，出多者，亦为太过。太过者，为阳绝于

里，亡津液，大便因硬也。

按：论阳明而见脉微，汗出少为自和者，邪衰之征也；汗出多为太过者，又虑阳之外亡也。阳脉实，因发其汗，出多者，亦为太过。太过则津液太亏，大非吉事，故原文谓阳绝于内者，明明言汗之太过也。汗出则阳必与之俱出，而津液有立亡之机，大便因硬之所由生，而危亡之机亦于此见也。

五、问曰：阳明病，外证云何？答曰：身热，汗自出，不恶寒，反恶热也。

按：太阳症，发热恶寒，惟阳明病发热不恶寒，以此别之。

六、问曰：何缘得阳明病？答曰：太阳病，若发汗、若下、若利小便，此亡津液，胃中干燥，因转属阳明。不更衣，内实，大便难者，此名阳明也。

按：此由太阳病，因汗、吐、下后津液大伤，胃中干燥，遂成内实，不更衣，大便难之症作，故称之曰阳明病，的确不易。

七、问曰：病有得之一日，不发热而恶寒者，何也？答曰：虽得之一日，恶寒将自罢，即自汗出而恶热也。

按：发热恶寒，太阳症也，而云阳明，是太阳之寒邪已至阳明，而寒邪尚未化尽耳。若化尽，转瞬即独发热不恶寒，而为阳明之本症也。时称瘟疫独发热不恶寒，仍是一阳明证也。时书纷纷聚讼，以为仲景只知有伤寒，而不知仲景之阳明证，即温热之柱脚也。

八、问曰：恶寒何故自罢？答曰：阳明居中，主土也，万物所归，无所复传，始虽恶寒，二日自止，此为阳明病也。

按：恶寒将自罢者，是太阳之寒邪至阳明地界，阳明主燥，乃多气多血之府，邪至而从燥化，则寒变为热，遂不寒，而独发热也。

九、本太阳初得病时，发其汗，汗先出不彻，因转属阳明也。

按：太阳病，本应汗解，汗发不透，是寒邪阻滞气机，逆而不出，遂传至阳明，而成阳明症也。

十、若汗多，微发热恶寒者，外未解也，其热不潮，未可与承气汤。若腹大满不通者，可与小承气汤，微和胃气，勿令至大泄下。

按：汗多微发热恶寒，在久病阳虚之人见此，则为亡阳之征。若新病太阳症之人而见此者，则为邪将去之兆，并未见潮热，是邪未入阳明，未可与承气汤。若阳明症见，而又有腹满不通，可与小承气汤，是斟酌元气、邪气之盛衰，而令其勿大泄，慎重之意也。

十一、太阳病，若吐、若下、若发汗后，微烦，小便数，大便因硬者，与小承气汤和之愈。

按：汗、吐、下三法，无论何法皆是损元气、亡津液之道。津液伤，则燥气立作，故有微烦，二便数、硬之症，与以小承气和其胃气，除其烦热，其病自已。

十二、伤寒吐后，腹胀满者，与调胃承气汤。

按：腹胀满，胃家未大实者，可与小承气汤，俾和其胃气，以泄其邪热，乃为合法。若因吐后而中州大伤，以致胀满者，此是胸中胃阳因吐而伤，宣布失职，浊阴僭乱，堵塞中宫。宜温中健脾，俾胃气宣畅，而胀满自消，此又非调胃承气所宜也。学者临证，宜细求之。

十三、阳明病，心下硬满者，不可攻之。攻之利遂不止者，死；利止者，愈。

按：心下硬满，有可攻者，有不可攻者，有热结者，有寒结者。总之详辨的确，可攻则攻，不可攻则勿妄攻。攻之利不止者，死，以其利甚则亡阴，阴亡而阳与之俱亡，故断其必死。若下利而能自止者，是中气犹存，阳不即亡，故知其必生。

十四、伤寒呕多，虽有阳明证，不可攻之。

按："呕多"二字，有热呕、寒呕之别，虽有阳明证，不可妄攻，务要审慎的确为是。

十五、食谷欲呕，属阳明也，吴茱萸汤主之。得汤反剧者，属上焦也。

按：吴茱萸汤乃治少阴吐利之方，非阳明之正方也。此刻食谷欲呕，乃属阳明，必是胃中邪热弥漫，隔拒上焦，故得吴萸辛燥之品而反剧，可知非虚寒也明甚。原文如此模糊，何不先判明阴阳，而曰："食谷欲呕，喜饮热汤者，可与吴茱萸汤；呕而欲饮冷者，此属上焦有热"，以此推去，方不负立法之意。

十六、阳明中风，口苦咽干，腹满微喘，发热恶寒，脉浮而紧，若下之，则腹满小便难也。

按：此阳明而兼太、少证，何也？口苦咽干，所现者少阳之经证；微喘，发热恶寒，所现者太阳之表邪；脉现浮紧，风寒之征。此证虽云阳明，而阳明胃实之证未见，故曰：若下之，则腹满、小便难，此是教人不可下。若下则引邪入太阴，故见腹满，中枢失职，转输必乖，故见小便难，此刻总宜照三阳并病法治之可也。

十七、阳明病，脉浮而紧，咽燥口苦，腹满而喘，发热汗出，不恶寒反恶热，身重。若发汗则躁，心愦愦反谵语。若加温针，必怵惕烦躁不得眠。若下之，则胃中空虚，客气动膈，心中懊侬，舌上苔者，栀子豉汤主之。若渴欲饮水，口干舌燥者，白虎加人参汤主之。若脉浮发热，渴欲饮水，小便不利者，猪苓汤主之。

按：论阳明证，而揭出数端，学者当细体求，探其病情，相机施治。但"身重"二字有误，必是身轻，与阳明证方符，若是身重，则又属少阴也，与此不合。原文变换太冗，俱宜按病治去，不可固执。

十八、太阳病，寸缓关浮尺弱，其人发热汗出，复恶寒，不呕，但心下痞者，此以医下之也。如其不下者，病人不恶寒而渴者，此转属阳明也。小便数者，大便必硬，不更衣十日，无所苦也。渴欲饮水，少少与之，但以法救之。渴者，宜五苓散。

按：据脉象病情，乃太阳经证，本桂枝汤法，非可下之法。若未下而见不恶寒，独发热而渴，此阳明的候，乃白虎汤法。至小便数，大便硬，不更衣，十余日无所苦，虽在胃腑，其邪未实，故不言下。所云渴欲饮水，亦非五苓的候，当是小便短数而渴，方是五苓的候，学者须知。

十九、阳明病，脉浮而紧者，必潮热，发作有时。但浮者，必盗汗出。

按：脉浮紧，乃风寒之征，阳明之脉应见长、大、洪、实，乃为的候。此言浮紧，自必潮热，但浮者，必盗汗出，是亦凭脉而定病，未必尽当。潮热，亦必审其虚实，盗汗，亦必究其原委，若执脉而言，恐非正法。

二十、阳明中风，脉弦浮大而短气，腹都满，胁下及心痛，久按之气不通，鼻干，不得汗，嗜卧，一身及目悉黄，小便难，有潮热，时时哕，耳前后肿，刺之小差，外不解，病过十日，脉续浮者，与小柴胡汤。脉但浮，无余证者，与麻黄汤。若不尿，腹满加哕者，不治。

按：称阳明中风，是邪已确在阳明，至所现病情脉象，实阳明而兼少阳、太阳两经之证。三阳病势弥漫已极，理应照三阳并病法治之。至所主柴胡、麻黄二方，皆是相机而行之法。

二十一、阳明病，脉迟，食难用饱，饱则微烦头眩，必小便难，此欲作谷瘅。虽下之，腹满如故，所以然者，脉迟故也。

按：此论而推其所以然之故，曰脉迟。迟则为寒，寒甚即不消谷，理之常也。本非热结可下之证，即下之，而胀仍如故，是下之更失宜，欲作谷瘅，亦阴黄之属也。小便难者，亦中宫转输失职之所致，学者当于"迟"字处理会可也。

二十二、阳明病，若中寒者，不能食，小便不利，手足濈然汗出，此欲作固瘕，必大便初硬后溏。所以然者，以胃中冷，水谷不别故也。

按：中寒，故不能食，不食则中宫气衰，转输失职，故小便不利。手足自汗者，脾主四肢，不能收束脾中血液也。其所以然之故，曰胃冷，其所现一切俱胃冷所致，毋庸别议。至于固瘕者，盖溏泄久而不止之谓也。

二十三、阳明病，初欲食，小便反不利，大便自调，其人骨节疼，翕翕如有热状，奄然发狂，濈然汗出而解者，此水不胜谷气，与汗共并，脉紧则愈。

按：其所称阳明病，初欲食者，是胃中尚有权也。胃中有权，转输自不失职，何以小便反不利？不利者，是病在膀胱，而不在胃也。观胃与大肠相为表里，胃气尚健，故见大便自调。骨节疼，翕翕如热状者，是气机鼓动，邪从骨节而出，奄然如狂，濈然汗出，是邪从汗出而解也。书云"战汗而解，狂汗而解"，即此。其中全赖水谷之气胜，而邪并水谷之气而出。脉紧者，言气机盛，非指邪盛也。

二十四、阳明病，不能食，攻其热必哕，所以然者，胃中虚冷故也。以其人本虚，故攻其热必哕。

按：经云：胃热则能消谷。此云不能食，明是胃寒不能消谷也。即或有夹热情形，当于温中药内稍加一二苦寒，则得调燮之妙。若专于攻热，而不温中，岂非雪地加霜，能不致哕乎？

二十五、脉浮而迟，表热里寒，下利清谷者，四逆汤主之。若胃中虚冷，不能食者，饮水必哕。

按：外热内寒不利，法主四逆，颇为合宜。又曰胃冷，饮水必哕，胃冷已极，而又以水滋之，阴气更为上僭，乌得不哕？

二十六、阳明病，法多汗，反无汗，其身如虫行皮中状者，此以久虚故也。

按：阳明法多汗者，以其内有热也，热蒸于内则汗出。其无汗，身如虫行状者，内无大热，而气机怫郁于皮肤，由表阳太弱，不能运化而出也。

二十七、阳明病，但头眩，不恶寒，故能食而咳，其人咽必痛。若不咳者，咽不痛。

按：头眩，能食而咳，咽痛，皆缘邪火上攻。若不咳、不咽痛，是邪火虽盛，而未上攻也，更宜察之。

二十八、阳明病，反无汗，而小便利，二三日呕而咳，手足厥者，必苦头痛；若不咳不呕，手足不厥者，头不痛。

按：阳明病固属多汗，今无汗而小便利，虽云阳明病，其实内无热也。二三日呕而咳，至手足厥，苦头痛者，必是阴邪上干清道，闭其运行之机耳。果系阳厥，则脉息声音，大有定凭。又曰：不呕不咳不厥者，头不痛，可知全系阴邪上干清道无疑。学者切不可执定一阳明而即断为热证一边看去，则得矣。

二十九、阳明病，下之，其外有热，手足温，不结胸，心中懊侬，饥不能食，但头汗出者，栀子豉汤主之。

按：既云下之，其邪热必由下而解，自然脉静身凉，方可全瘳。兹称其外有热，手足尚温，必然肌肉之间，而邪未尽解，虽未结胸，是邪热未伏于膈间耳。其人心中懊侬，是里气虽因下而稍舒，但表分之邪气怫郁未畅。畅则旷怡，不畅则心烦不安，此懊之所由来也。饥不欲食者，是脾气已虚，而胃气不运。兼之头汗出者，阳气发泄于上，有从上解之机也。但栀豉汤，虽曰交通水火，似觉未恰。余意当于脉息处探其盛衰，热之微盛，审其真假，心之懊，究其虚实，汗之解病与不解病，详其底蕴，又于口之饮热饮冷，二便之利与不利处搜求，自然得其要也。此以栀豉汤，是为有热者言之，而非为虚寒者言之也。学者不可专凭原文一二语，以论药论方，则得一贯之旨矣。

三十、阳明病，口燥，但欲漱水，不欲咽者，此必衄。

按：据口燥而漱水，乃火炎之征，漱水而不咽，又非实火之验，断为必衄者，邪实之候说法也。漱水而不咽者，断无有必衄之证也。此证似非阳明，乃少阴之证也。姑言之，以待高明。

三十一、脉浮发热，口干鼻燥，能食者，则衄。

按：脉浮发热，风热在表也，口燥鼻干，热入阳明也。能食则衄，胃气健而鼓动，便可以从衄解也。

三十二、阳明病，发热汗出者，此为热越，不能发黄也；但头汗出，身无汗，剂颈而还，小便不利，渴饮水浆者，此为瘀热在里，身必发黄，茵陈蒿汤主之。

按：条中所言热外越者，不发黄，是因汗出，知其表气通，而热得外泄故也。若头汗出，身无汗，小便不利，渴欲饮水者，此是热伏于内，抑郁太甚，而邪无由路出，故成阳黄之候。茵陈蒿汤主之，实为的证之方，妥切之甚者也。

三十三、阳明病，面合赤色，不可攻之，攻之必发热，色黄，小便不利也。

按：据阳明而面赤色，又当察其可攻与不可攻。如气粗面赤，唇焦，饮冷甚者，宜攻之；若虽面赤而无热象足征，又不可攻，攻之则必发热者，是真阳因攻而浮于上，浮于上，即不能化下焦之阴，小便亦见不利。学者切勿执一阳明病，而定为热证，妄施攻下也。此条所谓不可攻，攻之则必发热，焉知非戴阳而何？

三十四、阳明病，无汗，小便不利，心中懊憹者，身必发黄。

按：邪至阳明而从热化，无汗者，邪不得外泄，小便不利者，邪不得下泄，抑郁于中而懊憹，懊憹者，心不安之谓，所以断其必发黄也。

三十五、阳明病，被火，额上微汗出，而小便不利者，必发黄。

按：阳明本属燥地，又得阳邪，又复被火，火势内攻，小便不通，热邪无从下泄，遏热太甚，是以决其必发黄也。

三十六、阳明病，下血谵语者，此为热入血室，但头汗出者，刺期门，随其实而泻之，濈然汗出则愈。

按：据阳明而称下血，必是胃中有热，逼血下行耳。谵语者，热气乘心，神无所主也。兹云热入血室，夫膀胱之外，乃为血海，又称血室，此病系在阳明大肠，何得直指之为血室乎？何得刺期门穴乎？但下血一证，有果系热逼血下行者，必有热象可征。谵语一证，有阳虚、阴虚、脾虚之异。更有下血、谵语而将脱者，不得总统言之，学者务宜细心探求，则得矣。

三十七、阳明证，其人喜忘者，必有蓄血，所以然者，本有久瘀血，故令喜忘。屎虽硬，大便反易，其色必黑者，宜抵当汤下之。

按：据喜忘，缘因瘀血所致，瘀滞不行，气血不得流通，神明寓于气血之中，为气血之主。今为瘀血所阻，气血不得流通，神明每多昏愦，所以善忘而断之瘀血，确乎不爽。但蓄血在太阳，验之于小便，其人如狂；蓄血在阳明，验之于大肠，其色必黑，大便色黑者，蓄血之验也。

三十八、病人无表里证，发热七八日，虽脉浮数者，可下之。假令已下，脉数不解，合热则消谷善饥，至六七日不大便者，有瘀血，宜抵当汤。若脉数不解，而下不止，必协热便脓血也。

按：既称无表里证，即不在发表之例，即不在攻下之例。虽脉浮数，总要有风热病情足征，庶可相机施治。所云发热七八日，然发热有由外入之发热，有由内而出之发热，大有泾渭之分。若只凭脉之浮数而攻之，则由外入者，有内陷之变，由内而出者，有亡阳之逆。假令下之脉数不解，合热则消谷善饥，此是为果有外邪致发热者言之，而非为内出之发热者言之也。迨至六七日不大便者，有瘀血，何以知其必有瘀血也？况热结而不大便者亦多，此以抵当汤治之，似不恰切，仲师未必果有是说也。

三十九、病人烦热，汗出则解，又如疟状，日晡所发热者，属阳明也。脉实者，宜下之；脉浮虚者，宜发汗。下之与大承气汤；发汗宜桂枝汤。

按：此条以脉实、脉虚，而定为可汗、可下，似未必尽善。论脉实而要有胃实病形足征，方可言下，脉浮虚而要有风邪足征，始可言发汗。若专以日晡发热，而定为阳明证，即下之，绝不妥切。

卷五

阳明中篇

凡外邪尽入胃腑，谓之正阳阳明，列于此篇，计三十一法。据舒本校增

一、阳明之为病，胃家实是也。

按：阳明乃多气多血之府，邪至阳明燥地，与胃合成一家，其邪易实，故病见邪盛者极多，故曰胃家实。

二、伤寒三日，阳明脉大。

按：一日太阳，二日阳明，三日少阳，乃传经之次第。今三日而见脉大，可知其邪未传少阳，而仍在阳明也。何以知之？浮为太阳，大为阳明，弦为少阳故也。

三、伤寒发热无汗，呕不能食，而反汗出濈濈然者，是转属阳明也。

按：发热无汗，寒伤营也，呕不能食，太阳有寒也，汗出濈濈然者，寒邪外出也。此曰转属阳明，果何所见而然乎？余甚不解。

四、伤寒转系阳明者，其人濈然微汗出也。

按：转属阳明，必有阳明证足征，或见肌肉之间大热，而

又见口渴饮冷，气粗口热，蒸蒸汗出。如此言之，则曰转属阳明，方可无疑。而此只凭一濈然汗出，而即谓之转属阳明，实不恰切。

五、太阳病三日，发汗不解，蒸蒸发热者，属胃也，调胃承气汤主之。

按：三日，乃少阳主气之期。今太阳发汗而不解，是邪入阳明，而未传经也。观其蒸蒸发热者，阳明内热之征，可以无疑矣。故以调胃承气汤治之，其病自愈。

六、阳明病，本自汗出，医更重发汗，病已差，尚微烦不了了者，此必大便硬故也。以亡津液，胃中干燥，故令大便硬。当问其小便日几行，若本小便日三四行，今日再行，故知大便不久出。今为小便数少，以津液当还入胃中，故知不久必大便也。

按：此由过汗伤及津液，已致胃燥失润，问其小便尚利，津液未竭，故知其不久必便也。

七、阳明病，自汗出，若发汗，小便自利者，此为津液内竭，虽硬不可攻之。当须自欲大便，宜蜜煎导而通之。若土瓜根及大猪胆汁，皆可为导。

按：汗自出，与小便自利，二者皆是大伤津液，故大便虽硬者，不可攻之，俟其津液自回，亦可自便。此以蜜导法治之，亦切要之法，此又与热结者不可同法也。

八、阳明病，脉迟，虽汗出不恶寒者，其身必重，短气、腹满而喘，有潮热者，此外欲解，可攻里也。手足濈然汗出者，此大便已硬也，大承气汤主之；若汗多，微发热恶寒者，外未解也。其热不潮，未可与承气汤；若腹大满不通者，可与小承气汤，微和胃气，勿令至大泄下。

按：阳明主脉大。脉迟者，里有寒也。虽汗出不恶寒，因属内热之征，而汗出与身重、短气、腹满而喘观之，证属少阴，而非阳明。即汗出不恶寒一端，务要果有舌黄、干渴、饮冷、大热，方可称阳明的证，再加以日晡潮热，与手足濈然汗出，大便已硬，则大承气乃为的候。若汗多、微发热、恶寒，则又属太阳之邪未解，又当表之，故曰其热不潮，未可与承气，足以见用药之大有分寸。即腹满大便不通，又当审其轻重而斟酌于大小之间，勿令大泄，可见用药之非易易也。

九、病人不大便五六日，绕脐痛，烦躁，发作有时者，此有燥屎，故使不大便也。

按：大便五六日不便，绕脐而痛，非有热结，必系燥屎阻滞气机，不得流通畅，故有此等病形也。

十、大下后，六七日不大便，烦不解，腹满痛者，此有燥屎也，所以然者，本有宿食故也，宜大承气汤。

按：既经下后，应当能畅，复见六七日不大便，反烦不解，腹满，定是下时，而邪未泄尽，复又闭塞耳。果系泄尽，又云有复闭塞之理乎？此条称有屎宿积，亦是正论。

十一、病人小便不利，大便乍难乍易，时有微热，喘冒不能卧者，有燥屎也，宜大承气汤。

按：此条总缘燥屎不行，隔塞于中，而各经气机不得舒畅。气阻于前阴，则小便不利，气阻于胆，则夜不能眠，气逆于肺，则喘证生，气阻于卫，则微热作。大便之乍难乍易者，皆气机之时开时阖所致也。急以大承气汤治之，去其燥屎，燥屎一去，气机立通，则诸症自释矣。

十二、阳明病，潮热，大便微硬者，可与大承气汤，不硬者，不可与之。若不大便六七日，恐有燥屎，欲知之法，少与小承气汤，汤入腹中，转矢气者，此有燥屎也，乃可攻之。若不转矢气者，此但初头硬，后必溏，不可攻之，攻之必胀满不能食也。欲饮水者，与水则哕。其后发热者，必大便复硬而少也，以小承气汤和之。不转矢气者，慎不可攻也。

按：硬与不硬，指邪热之轻重，而定可攻与不可攻之意也。转矢气与不转矢气，乃决有燥屎无燥屎之真伪也。若攻之胀满不食，法宜温中，又非承气可了也。

十三、阳明病，下之，心中懊憹而烦，胃中有燥屎者，可攻。腹微满，初头硬，后必溏，不可攻之。若有燥屎者，宜大承气汤。

按：阳明下后，而懊心烦者，热邪未去，而扰攘太甚也。胃中尚有燥屎者，下之而结热未净也。燥者可攻，里实也；先硬后溏者，不可攻，里虚也。此处就是认证眼目，用药法窍，学者宜细求之。

十四、得病二三日，脉弱，无太阳、柴胡证，烦躁，心下硬，至四五日，虽能食，以小承气汤少少与，微和之，令小安，至六日，与承气汤一升。若不大便六七日，小便少者，虽不能食，但初头硬，后必溏，未定成硬，攻之必溏，须小便利，屎定硬，乃可攻之，宜大承气汤。

按：此条既称脉弱，无太阳、柴胡证，即见烦躁，心下硬，焉知非寒结而成心下硬乎？况条中并无阳明热证实据，只凭屎定硬一语，而断为大承气汤证，于理法诚有未当，尚祈高明证之。

十五、阳明病，不吐不下，心烦者，可与调胃承气汤。

按：邪至阳明，未经吐下，但心烦者，此以承气汤主之，是以为热伏于内也。余谓心烦颇似热象，有胃液被夺，不能输津液于心肾者，不得一例论之，统以承气为是。

十六、阳明病，谵语发潮热，脉滑而疾者，小承气汤主之。因与承气汤一升，腹中转气者，更服一升；若不转气者，勿更与之。明日又不大便，脉反微涩者，里虚也，为难治，不可更与承气汤也。

按：谵语发热，本可下之证，仲师斟酌，转矢气与不转矢气，以定可攻与不可攻之分。但转矢气而下之，复见脉数涩，此又正气之虚，此刻欲攻之，则恐正气不胜，不攻之，又虑邪气复炽，故曰难治，不可更与承气汤也。

十七、夫实则谵语，虚则郑声。郑声者，重语也。

按：此条举虚实，以明阴阳现证之异。异者何？声厉、声低是也；有神、无神是也；张目、瞑目是也；安静、不宁是也。学者不可粗心，务要将谵语、郑声情形实据熟习于胸，临证分辨，庶不误人。

十八、直视谵语，喘满者死，下利者亦死。

按：直视、谵语、喘满者，明是胃火灼尽阴精，此条专举胃火旺极者言也。更有少阴真阳衰极，真精不能上荣于目亦直视，危亡已在瞬息之间。直视而见喘满者，阴精将尽，而又下利，更竭其液，不死何待？

十九、发汗多，若重发汗者，亡其阳，谵语脉短者死，脉自和者不死。

按：阳明发汗，多属有余，阳旺阴必亏，若重发汗，阴必亡，阴亡，阳亦与之俱亡。谵语、脉短，阴阳两不相互之候，不死何待？若脉尚自和者，阴血未尽灭也，故断其不死。

二十、阳明病，其人多汗，以津液外出，胃中燥，大便必硬，硬则谵语，小承气汤主之；若一服谵语止者，更莫复服。

按：因汗出以致谵语，大便硬者，胃燥也，血液外亡也。今既下之，而大便不硬，不谵语者，胃得润而和，故令其勿更服，恐再下之，而别生他病也。

二十一、伤寒四五日，脉沉而喘满，沉为在里，而反发其汗，津液越出，大便为难，表虚里实，久则谵语。

按：邪原在里，而反汗之，其误已甚，汗出则津液外越，津液外行，自然胃燥而大便亦与之俱燥，便所以难也。里分邪实，无怪乎谵语也。

二十二、伤寒若吐若下后不解，不大便五六日，上至十余日，日晡所发潮热，不恶寒，独语如见鬼状。若剧者，发则不识人，循衣摸床，惕而不安，微喘直视。脉弦者生，涩者死。微者，但发热谵语者，大承气汤主之。若一服利，则止后服。

按：既经吐下后不解，延至如见鬼状，循衣摸床，微喘直视者，乃将死之征。但脉弦者，弦为阴象，是阴尚未尽也，故曰生。若脉见涩，涩为血枯，枯则阴竭，不死何待？病形若但发热谵语，而无直视可据，故以大承气汤主之。

二十三、汗出谵语者，以有燥屎在胃中，此为风也。须下者，过经乃可下之。下之若早，语言必乱，以表虚里实故也。下之愈，宜大承气汤。

按：既称汗出谵语，明是内热胃燥而有燥屎也。何得以风名之乎？又曰下之早，而语言必乱，乱亦谵语之属也，何必强名之乎？总之此病乃为里实证，故下之可愈。

二十四、阳明病，谵语有潮热，反不能食者，胃中必有燥屎五六枚也。若能食者，但硬尔，宜大承气汤下之。

按：燥屎与但硬，二者有轻重之分，其间谵语、潮热、不能食，皆胃中热结阻滞也。

二十五、阳明病，发热汗多者，急下之，宜大承气汤。

按：阳明发热汗多，而急下之者，何也？恐血液外越过盛，而胃中反生燥结等证，下之正所以存津液以安胃也。但此证，只凭一发热汗多而定为急下，况人参白虎证，亦大热汗出，尚未急下。当时大约为阳亢已极者而言之也，若但发热汗出，而定为急下，不能无疑。

二十六、发汗不解，腹满痛者，急下之，宜大承气汤。

按：此条为阳明胃实者言之，而非为胃虚者言之，学者宜详辨虚实。

二十七、腹满不减腹满岂无虚实，减不足言，当下之，宜大承气汤。

按：此条未指出当下实据，不能无疑，姑录之。

二十八、伤寒六七日，目中不了了，睛不和，无表里证，大便难，身微热者，此为实也，急下之，宜大承气汤。

按：目睛不了了者，皆缘内有伏热伤及津液。津液暗耗，不能上荣于目，故不了了。观其大便难，身微热，其内之伏热亦可概见矣。故宜急下之，正以救津液，恐迟缓则熬干阴精也。

二十九、阳明病欲解时，从申至戌上。

按：申、酉、戌乃阳明之旺时，邪衰者于旺时可以潜消，邪盛者于此时更盛。观日晡潮热之人，则得解与不解之道也。

三十、脉浮而芤，浮为阳，芤为阴，浮芤相搏，胃气生热，其阳则绝。

三十一、趺阳脉浮而涩，浮则胃气强，涩则小便数，浮涩相搏，大便则硬，其脾为约，麻子仁丸主之。

卷六

阳明下篇

外邪已趋少阳，未离阳明，谓之少阳阳明，列于此篇，计八法。据舒本校增

一、阳明病，发潮热，大便溏，小便自可，胸胁满不去者，与小柴胡汤。

按：大便溏，胃虚而不实也；小便自可，内无热也；胸胁满者，浊阴闭塞也；发潮热者，阳气浮也。此际正当温中，又非柴胡汤所宜也。此条意着重在两胁上，究其端倪，故以小柴胡汤主之。

二、阳明病，胁下硬满，不大便而呕，舌上白苔者，可与小柴胡汤。上焦得通，津液得下，胃气因和，身濈然汗出而解。

按：此证乃阳明而兼少阳也。夫两胁者，少阳之地界也。今两胁硬满，是少阳气机不舒之候，不大便者，胃实之征，舌上白苔色者，寒也，呕时而作，少阳喜呕也。余意此证，可小柴胡内重加大黄，俾土木之气舒则内畅，而津液通，胃气自和，只用小柴胡汤而不用大黄，似不恰切。

三、问曰：病有太阳阳明，有正阳阳明，有少阳阳明，何谓也？答曰：太阳阳明者，脾约是也；正阳阳明者，胃家实是也；少阳阳明者，发汗利小便已，胃中燥烦实，大便难是也。

按：太阳之邪未尽，而传至阳明，如桂枝汤加葛根之属与脾约汤之属是也。正阳阳明者，太阳之邪传至阳明，随燥而化为热邪，绝无一毫太阳寒气，而胃独受其邪，则为之正阳阳明，所云胃家实是也。少阳阳明者，是阳明之邪半入少阳地界，两经之提纲病情互见，故为少阳阳明，如两胁满而不大便是也。

附：少阳转阳明二证据舒本校增

四、少阳阳明者，发汗利小便已，胃中燥烦实，大便难是也。

按：此证前已申明，兹不复叙。

五、服柴胡汤已，渴者，属阳明，以法治之。

按：此条，本有少阳证，故服柴胡汤已而口渴者，胃有热而伤及津液也，仍以阳明口渴法治之。余细思口渴一证，有胃热太甚，口臭气粗，身热汗出，渴饮冷者，仲师以人参白虎汤治之。有阳衰不能熏腾津液于上而亦口渴，但饮滚、饮冷不同，仲师以回阳治之，如此用药，方不误人。

附：太阴转阳明一证据舒本校增

六、伤寒脉浮而缓，手足自温者，是为系在太阴。太阴者，身当发黄。若小便自利者，不能发黄，至七八日，大便硬者，为阳明病也。

按：缓脉，乃太阴之本象，此以为当发黄，吾甚不解。夫缓为胃气，不主于病，取其兼见，方可论病。又曰：小便利者不发黄，全未见有胃家遏郁病情，而独曰小便利者不发黄，皆非正论。即谓太阴转属阳明，其脉必不得以缓论，即见大便硬当下之证，定有一翻先数日脉缓，后忽见实、大、洪、数之脉，乃为合法。

附：少阴转阳明一证据舒本校增

七、少阴病，六七日，腹胀不大便者，急下之，宜大承气汤。

按：此病必是少阴协火而动之候，前数日所现定是满盘少阴证形。迨延至六七日，积阴生内热，邪遂从热化矣。热甚以致腹胀不大便，则邪已转入阳明，若不急下之，则真阴有立亡之势，故下之宜急也。

附：厥阴转阳明一证据舒本校增

八、下利谵语者，有燥屎也，宜小承气汤。

按：谵语多缘内有燥屎，兹何又称下利谵语？若下利而谵语，必非实证，必非下证。然谵语亦有似是而非处，学者务当细求，苟下利而谵语，其人有神，脉大而实，口渴、舌干、饮冷，此为协热而下利，皆在可下之例；若其人下利谵语，身重无神，舌润不渴，脉微，又当温肾扶阳，不得以谵语而尽为热证，亦不得尽为可下之证也。

又按：此条，大约为里虚夹燥，而有燥屎结于中者言之也。余意当于温补剂中加大黄逐之，庶为妥切。

卷七

少阳篇

计二十一法。据舒本校增

一、伤寒五六日中风，往来寒热，胸胁苦满，默默不欲饮食，心烦喜呕，或胸中烦而不呕，或渴，或腹中痛，或胁下痞硬，或心下悸，小便不利，或不渴、身有微热，或咳者，小柴胡汤主之。

按：少阳当阴阳交会之中，出与阳争则热生，入与阴争则寒作，故有寒热往来也。胸胁满、默默不欲食者，肝邪实而上克其土，土畏木克，故不欲食。心烦喜呕者，肝喜发泄也。甚至或烦、或咳、或渴、或腹痛、或心下悸、或小便不利，种种病情，皆系肝木不舒所致也。故以小柴胡主之，专舒木气，木气一舒，枢机复运，而诸证自释矣。

二、少阳之为病，口苦、咽干、目眩也。

按：少阳禀风火之脏，口苦咽干者，胆有热也。胆液乃目之精，今为热扰，精气不荣，故见眩也。

三、伤寒脉弦细，头痛发热者，属少阳。少阳不可发汗，发汗则谵语，此属胃，胃和则愈，胃不和，烦而悸。

按：少阳证，本宜和解，原不在发汗之例。强发其汗，血液被夺，则胃必燥，胃燥而谵语生，此条可谓少阳转阳明立论方可。

又按：燥与悸，本系两证，燥为热邪，悸为水邪，此以笼统言之，大非少阳立法。

四、少阳中风，两耳无所闻，目赤，胸中满而烦者，不可吐下，吐下则悸而惊。

按：少阳属相火，今得中风，风火相煽，壅于上窍则耳聋目赤，壅于胸中则满而烦躁。当此时也，正当小柴胡加开郁清火去风之品，切切不可吐下。前条原有当下、当吐与不当下、不当吐之禁，若妄施之，则惊悸立作矣，可不慎欤？

五、伤寒三日，三阳为尽，三阴当受邪，其人反能食而不呕，此为三阴不受邪也。

按：三阴、三阳各有界限，当三日后，应归三阴，而其人反能食不呕，可知太阴气旺，旺不受邪，理势然也。

六、伤寒三日，少阳脉小者，欲已也。

按：少阳当三日而脉小者，邪已衰也，故断其欲已。

七、少阳病欲解时，从寅至辰上。

按：六经各有旺时，邪气衰者，每于旺时自解，正所谓正旺而邪自退也。

八、伤寒六七日，无大热，其人躁烦者，此为阳去入阴故也。

按：身无大热者，表邪将尽也，其人烦躁者，邪入阳明之验也，又并无三阴证据，何言阳去入阴，于理法不合，姑录之，以俟高明。

九、伤寒四五日，身热恶风，颈项强，胁下满，手足温而渴者，小柴胡汤主之。

按：项强、身热恶风者，太阳之表证也。口渴而手足温者，胃中有热也。胁下满者，少阳气机为寒束也。法宜桂枝汤加粉葛、柴胡、花粉之类，于此病庶为合法，若专主小柴胡汤，似未尽善。

十、伤寒，阳脉涩，阴脉弦，法当腹中急痛，先与小建中汤，不差者，小柴胡汤主之。

按：阳脉涩者，阳虚也，阴脉弦者，阴盛也，法宜扶阳祛阴。若腹中急痛，则为阴寒阻滞，小建中汤力弱，恐不能胜其任。余意当以吴萸四逆汤，小柴胡汤更不能也。

十一、伤寒五六日，已发汗而复下之，胸胁满微结，小便不利，渴而不呕，但头汗出，往来寒热，心烦者，此为未解也，柴胡桂枝干姜汤主之。

按：少阳证，法当和解，汗、下皆在所禁之例。今既汗、下之，而胸胁满微结者，是下之伤中，浊阴得以上僭也。汗之而太阳伤，以致气化失运，小便所以不利也。又见寒热往来，少阳证仍在，主小柴胡汤加桂枝、干姜，三阳并治，实为妥切。

十二、服柴胡汤已，渴者，属阳明，以法治之。

按：既服柴胡汤，而病已去。但渴者，属阳明。试问渴饮冷乎？饮热乎？舌干乎？舌润乎？大便利乎？小便利乎？饮冷、舌干、便塞，方可指为阳明；若饮热、舌润、便溏，不可谓之阳明。原文虽指为阳明，学者不可执方，定当各处搜求，庶不误人。

十三、凡柴胡汤病证而下之，若柴胡证不罢者，复与柴胡汤，必蒸蒸而振，却发热汗出而解。

按：柴胡证既误下，而少阳证仍在，是邪不从下而解。复以柴胡汤，枢机转，而蒸蒸发热汗出，是邪仍由汗而解也。总之，凡病邪有吐、下后而变逆者，有吐、下而本病尚在，无他苦者，用药不可不知。

十四、伤寒五六日，呕而发热者，柴胡汤证具，而以他药下之，柴胡证仍在者，复与柴胡汤。此虽已下之，不为逆，必蒸蒸而振，却发热汗出而解。若心下满而硬痛者，此为结胸也，大陷胸汤主之。但满而不痛者，此为痞，柴胡不中与之，宜半夏泻心汤。

按：此条理应在少阳篇，不知因何列入太阳中篇，兹不再赘。

十五、本发汗，而复下之，此为逆也；若先发汗，治不为逆。本先下之，而反汗之，为逆；若先下之，治不为逆。

按：少阳虽云汗、下当禁，然亦当视其可与汗者汗之，可与下者下之，总在用之得宜，庶不为逆。

十六、伤寒五六日，头汗出，微恶寒，手足冷，心下满，口不欲食，大便硬，脉细者，此为阳微结，必有表，复有里也。脉沉，亦在里也。汗出为阳微，假令纯阴结，不得复有外证，悉入在里，此为半在里半在外也。脉虽沉紧，不得为少阴病，所以然者，阴不得有汗，今头汗出，故知非少阴也，可与小柴胡汤，设不了了者，得屎而解。

按：头汗出，至脉细数、阳微结等语，满盘俱是纯阴之候，何得云必有表也？表象从何征之？又曰复有里，以为脉沉者里也，汗出为阳微，既称阳微，不得以柴胡汤加之。又曰：假令纯阴结，不得复有外证，此是正论。少阴、少阳原有区分，脉沉紧而头汗出，头属三阳，故知非少阴也。其为阴结者，是指外之寒邪闭束，而非谓少阴之阴寒闭结也，可与小柴胡汤，是从头汗而得之，若不了了，得屎而解者，里气通，则表气畅也。

十七、凡病若发汗、若吐、若下、若亡血、亡津液，阴阳自和者，必自愈。

按：汗、吐、下三法与亡津液，审其别无他苦，但见阴阳自和者，必能自愈。若现有别证，相机治之，便得也。

十八、妇人中风，发热恶寒，经水适来，得之七八日，热除而脉迟身凉，胸胁下满，如结胸状，谵语者，此为热入血室也，当刺期门，随其实而取之。

按：发热至热除，表已解也，脉迟身凉，如结胸、谵语，是热不发于外，而伏于内，因其经水适来后，随气机收藏而入于内，故曰热入血室，病已重也。刺期门，实以泄其邪热也。

十九、妇人中风，七八日续得寒热，发作有时，经水适断者，此为热入血室，其血必结，故使如疟状，发作有时，小柴胡汤主之。

按：此条血虽结，而表证尚在，但和解之，邪去而结自化为乌有矣。故主小柴胡汤，随机加减，则得矣。

二十、妇人伤寒，发热，经水适来，昼日明了，暮则谵语，如见鬼状者，此为热入血室，无犯胃气及上二焦，必自愈。

按：昼明了，夜昏愦，是邪在里而不在表，故曰热入血室，但清其血分之热即可了，故曰无犯胃气及上二焦。必自愈，是明教人不可妄用攻下之意也。

二十一、血弱气尽，腠里开，邪气因入，与正气相搏，结于胁下。正邪分争，往来寒热，休作有时，默默不欲饮食，脏腑相连，其痛必下，邪高痛下，故使呕也，小柴胡汤主之。

按：此条指气血虚弱而言，正虚则外邪得以乘虚而入，邪正相攻，结于胁下，往来寒热，默默不欲食者，少阳之属证也。脏腑相连者，指肝与胆也，肝胆气机不舒故痛，厥阴气上逆则呕，主以小柴胡汤，专舒木气，木气一舒，枢机复运，而痛自愈矣。

伤寒合病

计九法。据舒本校增

一、太阳病，项背强，反汗出恶风者，桂枝加葛根汤主之。

按：此条乃太阳风伤卫证。

二、太阳病，项背强，无汗恶风，葛根汤主之。

按：此条乃寒伤营证，两证皆未见阳明病形，又从何分为合病也？总之风主太阳卫分，寒主太阳营分，以有汗无汗判之，用药自无错乱之。况阳明有阳明证病形，不得混而言之。

三、太阳与阳明合病，不下利但呕者，葛根加半夏汤主之。

按：此条方合，不再赘。

四、太阳与阳明合病者，必自下利，葛根汤主之。

按：二条下利与不下利，以见风寒主证之不同，风为阳而上逆，寒为阴而下行，此时势自然之理，足以见用半夏之降、葛根之升，皆有妙处也。

五、太阳与阳明合病，喘而胸满者，不可下，宜麻黄汤。

按：喘而胸满，胸中之阳为寒所束，上攻于肺，呼吸错乱，而喘证作，此条举太阳阳明而言。若火刑于肺而喘者，下之不宜。若少阴肾气上冲于肺而喘，不仅麻黄不可用，用之是速其亡也。原文之言不可下，是谓寒束于肺，下之恐引邪深入，必生别病，故曰不可下，下之为患不小。首用麻黄汤大开腠理，表气一通，里气则畅，邪自表分出，而内境安守也。

六、太阳与少阳合病，自下利者，与黄芩汤，若呕者，黄芩加半夏生姜汤主之。

按：太少合病，总要两法病情相孚，照两经法治之。此但举太少合病，而曰自下利者，与黄芩汤，呕者加半夏生姜汤，其中不能无疑，疑者何？夫自下利而呕，是属太阴证乎？是属太阳协热下利乎？少阳本气喜呕乎？若果属太阳协热下利，黄芩汤乃为正治法。若呕果系少阳本气者，黄芩加半夏生姜汤，本为对证法。如属太阴，又当以理中汤加柴、桂，庶为合法。

七、阳明少阳合病，必下利，其脉不负者，为顺也。负者，失也，互相克贼，名为负也。脉滑而数者，有宿食也，当下之，宜大承气汤。

按：阳明少阳合病，察系两经表邪，当从两经解表法治之。但下利，里未实也，何得下之？此以脉滑而断为宿食者当下之。然亦当辨其果有宿食，与未有宿食。有食可下，无食断乎不可。

八、三阳合病，脉浮大关上，但欲眠睡，目合则汗。

按：三阳同病，阳邪盛已。关上浮大，胃邪炽也；欲眠睡者，热甚神昏也；闭目汗出，内热之验也。虽然，不可不详辨之，其中实实虚虚，千变万化，实难窥测。有名为三阳，却非三阳。此则专为三阳说法，若系由内出外之热，有似此三阳者，余亦详而验之。但其人舌无苔而润，口不渴者，余即不按三阳法治之，专主回阳，屡试屡效。

九、三阳合病，腹满身重，难以转侧，口不仁，面垢，谵语遗尿。发汗则谵语，下之则额上生汗，手足逆冷。若自汗出者，白虎汤主之。

按：三阳合病，必有三阳实据可凭。此则所现，纯阴居十八，仅有腹满谵语似阳明，余故细辨之者，何也？阳主身轻，阴主沉重，阳主开而阴主阖；口之不仁，阴也；身重难以转侧，阴也；面垢、遗尿，肾气不纳，阴也。果系三阳表邪，汗之则解，何至腹满谵语；果系三阳里实，下之则解，何至额汗出，而手足逆冷？学者务于未汗下时，详其舌之润与不润，舌之燥与不燥，口气之粗与不粗，口之渴与不渴，饮之喜冷喜热，二便之利与不利，而三阳合病之真假自得矣。原文所论之病象大有可疑，故详辨之。

伤寒并病

计四法。据舒本校增

一、二阳并病，太阳初得病时，发其汗，汗先出不彻，因转属阳明，续自微汗出，不恶寒。若太阳病证不罢者，不可下，下之为逆，如此可小发汗。设面色缘缘正赤者，阳气怫郁在表，当解之熏之。若发汗不彻不足言，阳气怫郁不得越，当汗不汗，其人躁烦，不知痛处，乍在腹中，乍在四肢，按之不可得，其人短气但坐，以汗出不彻故也，更发汗则愈。何以知汗出不彻？以脉涩故知也。

按：太阳初病，渐至不恶寒独有热象，方为转属阳明。若已得汗而解，无发热，不得为转属阳明。即转属阳明，而太阳证未罢，胃未实，即不得妄下，下之则逆，可以小发汗者，是指太阳证未罢，里邪未实时也。若面色赤者，是内热怫郁之征，亦在可表可熏之例。若汗出不彻，虽面赤即不得谓之怫郁不得越。至于当汗不汗，烦躁者，热攻于内，而内不安也，乍腹乍四肢，总以汗未出透，里气不畅也。然则何以知其汗出不彻乎？以脉涩知之。余常谓涩为血少，以此涩脉而定为汗出不彻，未免牵强。夫汗之彻与不彻，实系乎正气之旺与不旺，正气旺则邪必尽出无遗，何致有不彻之患哉？

二、二阳并病，太阳证罢，但发潮热，手足汗出，大便难而谵语者，下之则愈，宜大承气汤。

按：此条指太阳传至阳明，而寒邪已化为热，所见潮热、谵语、大便难、汗出，全是阳明，故称太阳证罢，下之可愈，便是用药的法窍处也。

三、太阳与少阳并病，头顶强痛，或眩冒，时如结胸，心下痞硬者，当刺大椎第一间、肺俞、肝俞，慎不可发汗。发汗则谵语，脉弦，五日谵语不止，当刺期门。

按：太少合病，如何只有太阳经证，而无少阳经证？似不可以言并病。若谓眩冒本属少阳，加结胸、心下硬，仍属太阳，何也？太阳之气，由下而上至胸腹，今结胸心下痞，多系寒水上逆而成，理应按法施治，又何必以针刺，而伤无病之经哉？

四、太阳少阳并病，而反下之，成结胸，心下硬，下利不止，水浆不下，其人心烦。

按：此条大约当解表而不解表，误下之，则邪正相搏，结于心下而成痞硬，以致上之水浆不入，下之利不止，其人心烦，实危亡之首，可不慎欤？

伤寒坏病

计二法。据舒本校增

一、太阳病三日，已发汗，若吐、若下、若温针，仍不解者，此为坏病，桂枝不中与之也。观其脉证，知犯何逆，随证治之。

按：太阳证，既经汗、吐、下、温针，治皆不愈，总其未得病之原委而误用之也，仍究察其何逆，而随机治之，然亦不得为之真坏证也。

二、本太阳病不解，转入少阳者，胁下硬满，干呕不能食，往来寒热，尚未吐、下，脉沉紧者，与小柴胡汤。若已吐、下、发汗、温针，谵语，柴胡汤证罢，此为坏病，知犯何逆，以法治之。

按：太阳之邪不解，应当传入阳明，何得越位而转入少阳也？然太阳寒水之气，亦许结于胁下硬满，如此而言，亦可谓转属少阳也。迨至干呕不欲食，往来寒热，少阳之本证具也，未经吐、下，可与小柴胡汤以和解之。若已经汗、吐、下、温针而见谵语，未见柴胡证，似从谵语法治之，亦不得尽目之为坏病也。学者又当于临证时，细细求之可也。

伤寒痰病

计三法。据舒本校增

一、病如桂枝证，头不痛，项不强，寸脉微浮，胸中痞硬，气上冲咽喉，不得息者，此为胸有寒也。当吐之，宜瓜蒂散。

按：此条头项既不强痛，又无恶寒、恶风情状，何得如桂枝证？此皆不经之论。应当云"寸脉微浮，胸中痞硬，气上冲咽喉，不得息者，胸有寒也"，后人即按胸有寒结治之，何等直切。此病亦不在可吐之例，至亡血家更不在吐之例也。

二、病人有寒，复发汗，胃中冷，必吐蛔。

按：病人既有寒饮而发其汗，汗则亡阳，胃阳既亡，胃中之冷更甚，必吐蛔者，蛔不安于内也。

三、病人手足厥冷，脉乍紧者，邪结在胸中。心下满而烦，饥不能食者，病在胸中，当须吐之，宜瓜蒂散。

按：手足逆冷，胃阳不达于四末也。但逆冷务必究其阴阳，苟阳邪甚而伏者，必有火形足征，阴邪甚而逆者，亦必有阴邪可验。胸满饥能食，属阳甚者，为热壅，胸满而不能食，属阴者，为寒结。或清、或温、或吐，自有一定之法也，岂得专一吐言哉！

卷八

太阴篇

计九法。据舒本校增

一、太阴之为病，腹满而吐，食不下，自利益甚，时腹自痛。若下之，必胸下结硬。

按：腹满而吐，有因饮食停滞而吐者，有因邪热结聚上壅而吐者，有因寒邪闭结上逆而吐者，不可不辨。但邪之所聚，上逆则为吐，下迫则为泻，故有腹痛之征。理应相机施治，若误下之则正气大伤，必有结硬之患，不可不慎也。

二、太阴中风，四肢烦疼，阳微阴涩而长者，为欲愈。

按：太阴为脾脏，既称中风，夫中者，如矢之中人，既中脾脏，系属绝证，何竟四肢烦疼？应是太阴受风，庶与病合。而曰四肢烦疼是风邪不胜之意。阳微，言风邪之轻，阴涩而长，言脾气之旺，故称曰欲愈，如此论处，庶合经旨。

三、太阴病，脉浮者，可发汗，宜桂枝汤。

按：既称太阴病，应是理中汤法也。虽见脉浮，并未见太阳恶风畏寒，不得以桂枝汤发汗，即太阴兼太阳合病，亦无非理中汤内加桂枝耳。今每见脉浮，属饮食停滞者多，亦不可不

79

察，学者宜知。

四、自利不渴者，属太阴，以其脏有寒故也，当温之，宜服四逆辈。

按：自利之人，每多口渴，以其气机下降，津液不得上潮。此则不渴，以太阴主湿，湿甚故自利，故不渴，称为脏寒，法固当温里，应大剂温中，而原文所主四逆辈。但四逆乃少阴之主方，而非太阴之主方，此中固属大有关键，而圆通之机，即四逆亦大可用也。学者亦不可泥于法，而为法所囿也。

五、伤寒脉浮而缓，手足自温者，系在太阴，太阴当发身黄，若小便自利者，不能发黄。至七八日，虽暴烦下利，日十余行，必自止，以脾家实，腐秽当去故也。

按：论发黄与不发黄，专视乎小便之利与不利，利者气机不能遏郁，故不发黄，不利者气机遏郁，故见发黄。此条专在小便之利与不利上分，大有卓见。至暴烦下利，日十余行，而曰脾家实，腐秽当去，是气机下降，非若阳明之便硬便难，故知其属太阴无疑也。

六、本太阳病，医反下之，因尔腹满时痛者，属太阴也，桂枝加芍药汤主之。

按：此条原系太阳因误下，而邪陷于脾，故见腹满时痛，理应温中醒脾，似非桂枝汤所宜邪陷下而用桂枝汤，使邪复从于表而解，所加芍者，和脾络之意也，亦妙，学者细酌之。

七、大实痛者，桂枝加大黄汤主之。

按：大实痛而在太阴，理应大承气汤以逐其邪，于桂枝何取乎此亦太阳之邪陷于脾而邪实，故表里两解之，亦妙法也？

八、太阴为病，脉弱，其人续自便利，设当行大黄芍药者，宜减之，以其人胃气弱，易动故也。

按：脉弱而又见自利，其不足甚已，焉有再行大黄之理？似近画蛇添足，殊非确论。

九、太阴病，欲解时，从亥至丑上。

按：各经皆有旺时，病之轻者，可以当旺时而潜消，宜知。

卷九

少阴上篇

凡外邪夹水而动之证，列于此篇，计二十七法。

据舒本校增

一、少阴之为病，脉微细，但欲寐也。

按：此乃少阴提纲也。脉微细者，阳不足而阴有余也。阳主开故寤，阴主阖故寐。寤则从阳，寐则从阴，故知邪入少阴也。

二、少阴病，始得之，反发热，脉沉者，麻黄附子细辛汤主之。

按：既云少阴病，而脉当沉，虽有发热，焉知非真阳外越乎？然麻黄附子细辛，固属少阴之法，学者总要审其发热之原委，或有头痛、身疼，或无头痛、身疼，畏寒甚否，又审其色之青白，舌之黑干润黄，口渴之饮冷饮热，小便之清长短赤，便得用药之道，庶不致误。原文"反发热"三字，不可忽略，此脏系根蒂之所，不得草草读去，务宜细心。

三、少阴病，得之一二日，口中和，其背恶寒者，当灸之，附子汤主之。

按：背恶寒，口中和，证似太阳，而非少阴，何也？太阳行身之背，恶寒乃太阳提纲，此以为少阴者，太阳底面即是少阴，少阴寒甚，溢于太阳地面，故恶寒而见于背，是亦里病及表之验也，故灸之，主以附子汤，皆是助阳祛阴之意也。

四、少阴病，得之二三日，麻黄附子甘草汤微发汗。以二三日无里证，故微发汗也。

按：少阴病，虽云二三日，并未现出病情，统以麻黄附子甘草汤微发汗。又云无里证，是邪在表分，而非少阴证也明甚。原文含含糊糊，未知所从，不敢强解。

五、少阴病，欲吐不吐，心烦，但欲寐，五六日自利而渴者，属少阴也，虚，故引水自救。若小便色白者，少阴病形悉具。小便白者，以下焦虚，有寒，不能制水，故令色白也。

按：阴邪上干，故欲吐而不吐，以致心烦，但欲寐者，少阴之征。五六日，自利而渴者，气机下泄，肾气不充于上也。虚，故引水自救，学者于此，当以饮冷、饮热判之，舌苔之干、润判之。因邪热自利之渴者，当以救肾水为急，因虚自利之渴者，当以救肾阳为先。至小便白，下焦火化不足，虚寒之的候，可以无疑也。

六、病人脉阴阳俱紧，反汗出者，亡阳也，此属少阴，法当咽痛而复吐利。

按：少阴乃封藏之所，脉现细微，乃是本象。今所现者紧，而反汗出，是阳亡于外，上逆而为吐，为咽痛。阳既上逆，而下部即寒，故见自利。

七、少阴病，脉微，不可发汗，亡阳故也；阳已虚，尺脉弱涩者，复不可下之。

按：脉既微，本非可汗之证，汗之必亡阳，故曰不可发汗；阳已虚，而尺脉又见涩，涩为血少，更不可以言下。此系根本之地，明示人汗、下之非法，当慎之也。

八、少阴病，下利，若利自止，恶寒而蜷卧，手足温者，可治。

按：利止而手足温，阳未尽也。若利止，手足逆冷不回，阳已绝矣，生死即在此处攸分。

九、少阴病，恶寒而蜷，时自烦，欲去衣被者，可治。

按：少阴恶寒而自烦，欲去衣被者，真阳扰乱，阳欲外亡，而尚未出躯壳，故为可治。若去衣被，而汗出昏晕者，阳已外亡，法在不治。

十、少阴病，脉紧，至七八日，自下利，脉暴微，手足反温，脉紧反去者，为欲解也，虽烦下利，必自愈。

按：脉紧，是病进之征。至渐自利，脉暴微，手足反温，是阳回之验，阳回虽见下利，必自愈。所患者手足不温，脉紧不退耳，既已退矣，又何患乎？

十一、少阴病，身体痛，手足寒，骨节痛，脉沉者，附子汤主之。

按：脉沉者，邪在里也，其人身体骨节寒痛，是脉与病合也，主以附子汤，亦温经祛寒之意也。

十二、少阴病，吐利，手足逆冷，烦躁欲死者，吴茱萸汤主之。

按：吐利而致烦躁欲死，此中宫阴阳两亡，不交之甚者也。夫吐则亡阳，利则亡阴，阴阳两亡，故有此候，主以吴茱萸汤，降逆安中，是的确不易之法也。

十三、少阴病，下利，白通汤主之。

按：少阴下利，下元火衰也。主以白通汤，亦温肾助阳，阳回利止之意也。

十四、少阴病，下利脉微者，与白通汤。利不止，厥逆无脉，干呕烦者，白通加猪胆汁汤主之。服汤脉暴出者死，微续者生。

按：下利而用白通，直救其阳也。其脉暴出者，脱之机也；其脉微续，生之兆也。

十五、少阴病，二三日不已，至四五日，腹痛，小便不利，四肢沉重疼痛，自下利者，此为有水气，其人或咳，或小便利，或下利，或呕者，真武汤主之。

按：少阴腹痛，小便不利者，寒结于下，不能化下焦之阴也。四肢沉重，自下利者，阳气下趋，不能达于四末也。其中或咳、或下利、或小便利，当从末议，不可混为一证也。原文主真武汤，是重寒水阻滞而设，学者不可固执，总在扶阳驱阴为要。

十六、少阴病，下利清谷，里寒外热，手足厥逆，脉微欲绝，身反不恶寒，其人面色赤，或腹痛，或干呕，或咽痛，或利止脉不出者，通脉四逆汤主之若脉即出者，愈。

按：下利清谷，其人面色赤，里寒外热，厥逆，脉微欲绝，种种病形，皆是危亡之候。但其人身反不恶寒，其阳犹在，尚未离根；若恶寒身重甚，阳已离根，招之不易。服通脉四逆汤，其脉即出而缓者生，其脉暴出者死。

十七、少阴病，脉沉者，急温之，宜四逆汤。

按：少阴而见脉沉，里寒甚已，法宜急温以扶阳，庶可免危亡之祸。

十八、少阴病，饮食入口则吐，心中温温欲吐，复不能吐。始得之，手足寒，脉弦迟者，此胸中实，不可下也，当吐之。若膈上有寒饮，干呕者，不可吐也，当温之，宜四逆汤。

按：饮食入口即吐，有寒逆、热逆之别。此则手足寒，而脉见弦迟，是寒饮上逆之候，而非热逆之候。既属寒逆，法当温中降逆，故云不可吐、不可下，主以四逆辈，实千古不易之确论也。

十九、少阴病，下利，脉微涩，呕而汗出，必数更衣，反少者，当温其上，灸之。

按：少阴下利脉微者，阳气虚也。脉涩者，阴血弱也。呕者，阴气上逆也。汗出，阳亡于外也。必数更衣，阳从下陷也。灸其上者，下病上取，以升其阳，不使下陷也。

二十、少阴病，吐利，手足不逆冷，反发热者，不死。脉不至者，灸少阴七壮。

按：吐利而手足不逆冷者，阳尚未亡也，反发热者，虽在不死之例，而阳已发于外也，急宜招之。倘发热兼见汗出，则殆矣，所幸者无汗，故曰灸之，实以助阳也。

二十一、少阴病，恶寒身蜷而利，手足逆冷者，不治。

按：恶寒身蜷而利，阳气下趋已甚，又见手足逆冷，阳将尽也，法在不治之例，能急温之，手足能温者，尚可不死。原文虽云不治，医者亦不得束手旁观，能无侥幸之一愈也。

二十二、少阴病，吐利躁烦，四逆者，死。

按：此条系吴茱萸汤证，何以前不言死，而此言死也？又见其四逆故也。

二十三、少阴病，下利止而头眩，时时自冒者，死。

按：下利既止，应乎不死，此以死论者，以其时时头眩自冒。冒者何？是阳欲从上脱也。诸书云："阳回利止则生，阴尽利止则死。"余观此条，时时眩冒，阳将脱而未脱，急急回阳，或者可救。总之阳回利止，精神健旺，阴尽利止，精神惫极，大有攸分。

二十四、少阴病，四逆，恶寒而身蜷，脉不至，而烦而躁者，死。

按：恶寒身蜷四逆，阳衰已极之候，况脉既不至，阳已不能达于外也，兼见烦躁，烦出于心，躁出于肾，心肾不交，方有此候，今竟如是，其人安得不死？

二十五、少阴病，六七日，息高者，死。

按：息高而在阳明，未犯少阴，尚可不死。若在少阴，少阴乃根本之地，先天之真阳寄焉，真阳喜藏而不喜露。今见息高，是肾气上奔，阴阳离绝，危亡转瞬，故知其必死。又曰：阳明、少阴从何分别乎？阳明者，胃脉鼓指，而尺脉沉细，口热气粗，多系有余；若少阴者，尺大而空，或弦劲鼓指，爪、甲、唇、舌青黑，遗尿等形，多系纯阴无阳，故知之也。更有新久之不同，病形之迥异为别。

二十六、少阴病，脉微细沉，但欲卧，汗出不烦，自欲吐，至五六日，自利，复烦躁不得卧寐者，死。

按：欲卧而转至不得卧，阴阳不交甚已，又加以烦躁自利，安得不死？

二十七、少阴负趺阳者，为顺也。

按：少阴为水脏，趺阳为土脏，今少阴负趺阳者，土足以制水，水即汜溢，得土以拌之，水有所归，不至横流为灾，故为顺也。

少阴下篇

凡外邪夹火而动之证，列于此篇，计十七法。

一、少阴病，欲解时，从子至寅上。

按：子、丑、寅系少阴之旺时，凡病气之衰，亦于旺时即解，此亦邪不胜正之说也。

二、少阴病，脉细沉数，病为在里，不可发汗。

按：少阴为蛰藏之府，原不在发汗之例，当审其协火而动与协水而动二者之间，便得用药之妙也。若协火而动，汗之则亡阴；协水而动，汗之则亡阳，不可不知。

三、少阴中风，脉阳微阴浮者，为欲愈。

按：少阴中风，果现何等病形？而只曰"阳微阴浮者为欲愈"，令人不解。况中风有闭、脱之不同，在少阴则为中藏之候，生死即在转瞬之间，不得含糊立论也，恐有遗误。

四、少阴病，咳而下利，谵语者，被火气劫故也，小便必难，以强责少阴汗也。

按：下利、谵语而咳，在阳明为胃火攻劫所致，在少阴为强责其汗，血液被夺，以致阴亏而火旺，亦有此候。

五、少阴病，八九日，一身手足尽热者，以热在膀胱，必便血也。

按：膀胱有热，必口渴饮冷，小便不利，或短赤等情。此以少阴病而延至八九日，一身手足尽热，是邪在表，而并未在里，又焉知非阳越于外乎？况又未见膀胱腑证情形，而曰"热在膀胱，必便血"，不能无疑。

六、少阴病，但厥无汗，而强发之，必动其血，未知从何道出，或从口鼻，或从目出者，是名下厥上竭，为难治。

按：少阴病，厥亦已重矣，无汗则幸矣，而强汗之，是逼阳于外，血即不动亦动矣。血或从上从下，原不可定，此名曰下厥上竭，为难治，确乎不爽。

七、少阴病，得之二三日以上，心中烦，不得卧，黄连阿胶汤主之。

按：此条即少阴夹火而动之候，余于六经定法已言之，兹不赘。

八、少阴病，二三日至四五者，腹痛，小便不利，下利不止，便脓血者，桃花汤主之。

按：腹痛、小便不利者，寒结于下也。下利不止者，是阴寒阻截膀胱运行之机也。便脓血者，下利过甚，而肠中之脂膏亦与之俱下也。主以桃花汤者，温中化气，镇塞海底之意，诚良法也。

九、少阴病，下利、便脓血者，桃花汤主之。少阴病，下利、便脓血者，可刺。

按：桃花汤，乃治少阴虚寒下利的方，若湿热下利者，断乎不可。

十、少阴病，下利咽痛，胸满心烦，猪肤汤主之。

按：少阴证而用猪肤汤者，协火而动之的候也。若协水而动，断不用此，学者务宜于六经定法上探求协火、协水病情，便得其要也。

十一、少阴病，二三日，咽痛者，可与甘草汤，不差，与桔梗汤。

按：甘草汤与桔梗汤，二方皆苦甘化阴之方，实治少阴协火而动，上攻于咽之方也，不可概作此论。

十二、少阴病，咽中痛，半夏散及汤主之。少阴病，咽中伤，生疮，不能语言，声不出者，苦酒汤主之。

按：此条皆少阴协火而动，上攻咽喉所致，观所主之方，纯是苦甘之剂，则得此病之实据也。

十三、少阴病，四逆，其人或咳，或悸，或小便不利，或腹中痛，或泄利下重者，四逆散主之。

按：少阴病，而至四逆，阳微阴盛也。其中或咳或悸者，水气上干也；小便不利者，阳不化阴也；腹痛下重，阴寒之极也。法宜大剂回阳为是，而此以四逆散主之，吾甚不解。

十四、少阴病，下利六七日，咳而呕渴，心烦不得眠者，猪苓汤主之。

按：此条乃少阴协热下利之的候也。咳而呕者，热上壅也；渴而心烦不得眠者，内热扰攘不安之象也，法宜清润为要。

十五、少阴病，得之二三日，口燥咽干者，急下之，宜大承气汤。

按：少阴病，而用至大承气汤者，以少阴为水脏，宜乎口咽润泽。今见口燥咽干，是少阴协火而旺之的候。火盛则阴亏，恐真阴为火灼尽，而命不永，故宜急下之以存阴。但此证只凭口燥咽干而定为急下，余每常见口燥咽干而不渴，舌尚润滑，小便清长，治之不外扶阳，阳气上升，则口燥咽干自愈。若此证，断为急下，务要察其口咽干而喜饮冷，气粗而蒸手，小便短赤痛，脉健有力，方可以主急下法，否则，断乎不可。

十六、少阴病，自利清水，色纯青，心下必痛，口干燥者，急下之，宜大承气汤。

按：少阴下利清水，青色，似乎虚寒，不知邪火入于少阴，火动于中，水液不藏，不待转枢，随气机而下泄。兼见心痛、口干燥者，邪火伤阴之明验也。若不急为下之，火盛阴亏，便非佳兆。若此等证，务要细心，不可孟浪，总要求其真实火象，便不错误。

十七、少阴病，六七日，腹胀不大便者，急下之，宜大承气汤。

按：腹胀不大便，亦有寒热之别。寒结于下，闭其大便运行之机，为之寒闭，法宜大辛大温，俾寒解气通，自然胀者不胀，而不便者便矣；若热闭下焦，阻其运行之机而作者，法宜急下，此不易之法。大约此证，是为热结少阴者说法也。

卷十

厥阴上篇

计二十一法。

一、厥阴之为病，消渴，气上撞心，心中疼热，饥而不欲食，食则吐蛔，下之利不止。

按：此乃厥阴寒热错杂之候也。消渴者，热伤津液也；撞心者，热邪上干也；饥不欲食，食则吐蛔者，里有寒也，吐蛔者，寒甚，则虫不安而外出也；下之利不止者，既属虚寒，何得以降之、利之乎？明是教人不可妄下也。

二、厥阴中风，脉微浮为欲愈，不浮为未愈。

按：厥阴为阴脏，阴病而见浮脉，是阴病得阳脉者生，不得阳脉者，为未愈也。

三、厥阴病，欲解时，从丑至卯上。

按：六经各有旺时，邪退邪进，可于旺时决之。

四、厥阴病，渴欲饮水者，少少与之，愈。

按：此乃厥阴夹有微热也。学者于此，当细求阴阳实据为要。

五、诸四逆厥者，不可下之，虚家亦然。凡厥者，阴阳气不相顺接，便为厥。厥者，手足逆冷者是也。

按：厥证原有阳厥、阴厥之别，阳厥可下，阴厥不可下，此乃一定之理。

六、伤寒脉迟六七日，而反与黄芩汤彻其热。脉迟为寒，今与黄芩汤，复除其热，腹中应冷，当不能食，今反能食，此名除中，必死。

按：迟则为寒，其理明甚，而反与黄芩汤，是失其治也。失其治，病人应不能食，乃其常，今反能食，是反其常，反其常者死，此名为除中。除中者，胃阳暴露，如灯光之火，欲灭而骤明，转瞬即灭也。

七、伤寒始发热六日，厥反九日而利。凡厥利者，当不能食，今反能食者，恐为除中。食以索饼，不发热者，知胃气尚在，必愈，恐暴热来出而复去也。后日脉之，其热续在者，期之旦日夜半愈。所以然者，本发热六日，厥反九日，复发热三日，并前六日，亦为九日，与厥相应，故期之旦日夜半愈。后三日脉之，而脉数，其热不罢者，此为热气有余，必发痈脓也。

按：厥与利皆在不能食之例，今反能食，近似除中，当在发热与不发热两字判之。若尚能发热，则知胃气尚存，但不可暴出也。暴是脱机，微是生机，苟无发热，则除中决矣。期之半夜愈者，就在这一点微热决之耳。至必发痈脓，胃阳有余，遏郁太甚也。又云：以索饼不发热，既不发热，胃气已去，尚得云知胃气尚存乎？"不"字定是"微"字，方与论合。

八、伤寒先厥后发热，下利必自止，而反汗出，咽中痛者，其喉为痹。发热无汗，而利必自止；若不止，必便脓血，便脓血者，其喉不痹。

按：厥后发热而利，发热乃阳回之征，故可决其必自止。但利止而反汗出，咽疼为喉痹，是厥阴夹风邪而上攻；若利不止，必便脓血，是热邪下攻故也。利止与不止间，上攻、下攻之病，不问自明也。

九、伤寒一二日至四五日者，厥者必发热，前热者后必厥，厥深者热亦深，厥微者热亦微。厥应下之，而反发汗者，必口伤烂赤。

按：热深厥深，是为阳亢热伏者说法，本宜破阳扶阴为主，其中有反发汗，以致口糜烂赤者，凡发药皆上升品，邪火得升而上浮，焉得不有此口糜赤烂之患耶？

十、伤寒病，厥五日，热亦五日，设六日，当复厥，不厥者自愈。厥终不过五日，以热五日，故知自愈。

按：热与厥俱属五日，乃阴阳平应之候，故断之曰必自愈。

十一、伤寒脉微而厥，至七八日肤冷，其人躁无暂安时者，此为藏厥，非蛔厥也。蛔厥者，其人当吐蛔。令病者静，而复时烦者，此为藏寒。蛔上入其膈，故烦，须臾复止，得食而呕，又烦者，蛔闻食臭出，其人当自吐蛔。蛔厥者，乌梅丸主之，又主久利。

按：既称脉微而厥，胃冷为之脏寒，即按脏寒法治之，何必另为咨议？又曰蛔厥，蛔乃厥阴风木所化，胃冷虫必不安，胃热虫亦不安，胃不得食，虫亦不安。如此推求，便得治虫之法也。条内并未有热象足征，不得为之寒热错杂。其主久利，是亦寒泄之谓，乌梅丸，皆非正论。

十二、伤寒热少微厥，指头寒，默默不欲食，烦躁，数日小便利，色白者，此热除也。欲得食，其病为愈。若厥而呕，胸胁烦满者，其后必便血。

按：热少厥微，是阳厥之最轻者也。至于默默不欲食，烦躁，至小便白色，此时内无热邪可征，故曰热除。欲得食，是胃气渐复之机，故为欲愈。倘呕而胸胁烦满，此中宫不宣，胃气滞塞，断为便血者，是因其气机之滞而决之也。

十三、伤寒发热四日，厥反三日，复热四日，厥少热多者，其病当愈。四日至七日，热不除者，必便脓血。

按：热多厥少，是阳有余，特患者热不除耳，热除自愈。热不除者，阳胜血亏，即有逼血下行之事，故断之曰便脓血。至寒多热少者，阴有余，阳必亏，其病为进者，即"小人道长，君子道消"之意也，知此可与论药、论方也。

十四、伤寒六七日，脉微，手足厥冷，烦躁，灸厥阴，厥不还者，死。

按：脉微而厥，乃阳衰阴盛之征，迨至烦躁，上下有不交之势，灸厥阴，原正所以扶阳御阴也。阳回即是生机，不还即是死机，不易之理也。

十五、伤寒发热，下利厥逆，躁不得卧者，死。

按：发热下利，乃阴阳欲脱之征，何也？发热者，阳竭于上也；下利者，阴竭于下也。其人苟未见厥逆、躁，尚未得以脱论，此以断为脱者，正于厥、躁论之也。

十六、伤寒发热，下利至甚，厥不止者，死。

按：发热，下利至甚，将脱之兆，况加以厥而不回，乌得不死？

十七、发热而厥，七日下利者，为难治。

按：发热而厥，乃阳厥之征，务要察其人果现有热象可凭，即照阳厥法治之。至七日下利，是邪盘踞不欲下趋，热与厥不退，故曰难治。若下之而利，热退厥回，即是生机；下之而不利，厥不回，方为难治。

十八、伤寒六七日不利，便发热而利，其人汗出不止者，死。有阴无阳故也。

按：六七日不利，至发热而利，里已通矣，里通表畅，发热亦是病解之机，但其人汗出不止为可。可虑者，汗出亡阳不止，是阳无所附，脱离即在转瞬，不死何待？

十九、病者手足厥冷，言我不结胸，小腹满，按之痛者，此冷结在膀胱关元也。

按：四肢厥，而无热形可征，则为阴盛无疑。寒结于下，未在中上，故不结胸，而独在小腹，故痛亦在小腹也。

二十、伤寒五六日，不结胸，腹濡，脉虚复厥者腹濡，脉虚复厥，明明阴盛阳微，下之则微阳立消，乌得不死，不可下，此亡血，下之死。

按：脉微而厥，明明阴盛，而非阳盛也。阳盛始能伤血，血伤故不可下。今所见者，阳虚的候，非阴虚的候，何所见而为亡血乎？余甚不解。

二十一、手足厥寒，脉细欲绝者，当归四逆汤主之。若其人内有久寒者，宜当归四逆加吴萸生姜汤主之。

按：四肢厥，而脉细微欲绝，阴盛阳虚之明验也。此际正宜大剂回阳，兹以当归四逆汤主之，决非确论，余不敢从。

厥阴中篇

计十七法。

一、大汗出，热不去，内拘急，四肢疼，又下利厥逆而恶寒者，四逆汤主之。

按：汗出热不去，非外感之热，乃元阳外出之热也。汗过甚，血液亏，不能营养筋脉，故内拘急，而四肢疼，况又下利而厥，此刻阳虚已极，大有欲脱之机，非大剂四逆，何能挽回？

二、大汗，若大下利，而厥冷者，四逆汤主之。

按：大汗、大下利而厥冷，皆阴阳两脱之候，理应大剂四逆回阳，千古定论。

三、伤寒脉促，手足厥逆，可灸之。

按：脉促、厥逆，系阴寒阻滞之征，灸之是祛阴散寒之意，理实可从，不易之论也。

四、伤寒脉滑而厥者，里有热，白虎汤主之。

按：滑脉主痰，滑而厥，诚湿痰闭束气机，不能达于四肢也。此以为里有热，而用白虎汤，果何所见也？当其时，口燥舌干欤？气粗口渴饮冷欤？不然，何所见而必用此方？学者不可执一，总要四面搜求里热实据，庶不致误。

五、病人手足厥冷，脉乍紧者，邪结在胸中，心下满而烦，饥不能食者，病在胸中，当须吐之，宜瓜蒂散。

按：手足厥冷，乃寒结于胸，阳气不能达于四末也。胸满而不能食，中宫为寒所阻滞，运力微耳。原文主瓜蒂散以吐之，是为邪壅于上说法也。但此证乃寒邪阻滞，吐之能不更伤其中乎？以余拙见，理应大剂温中醒脾为是。

六、伤寒厥而心下悸，宜先治水，当服茯苓甘草汤，却治其厥；不尔，水渍入胃，必作利也。

按：厥而心下悸者，寒水凌于心下也，此以茯苓甘草汤，与理颇是，但其力薄，恐不胜任，莫若用苓桂术甘汤重加附子为妥。

七、伤寒六七日，大下后，寸脉沉而迟，手足厥逆，下部脉不至，咽喉不利，唾脓血，泄利不止者，为难治，麻黄升麻汤主之。

按：经大下，脉迟，手足厥冷，下部脉不至，其阳虚之极已明甚。至咽喉不利，气化不宣也。吐脓血者，浊阴不降也。泄利不止者，下焦虚寒，不能收束也。法宜大剂回阳，阳回利止，手足温，斯为合法。原文所主麻黄升麻汤，系太阳阳明发散之药，并非厥阴所宜，大非其法，恐有错误。

八、伤寒四五日，腹中痛，若转气下趋少腹者，此欲自利也。

按：厥阴腹痛者，寒也。其气下趋为欲自利，此刻尚未下也，急宜温之，庶可无害。

九、伤寒本自寒下，医复吐下之，寒格，更逆吐下，若食入即吐，干姜黄芩黄连人参汤主之。

按：病既称寒下，又经医误下、吐之，寒逆更甚，食入即吐，则中宫之气逆而又逆，寒而愈寒也明甚。此刻理应温中、降逆、回阳。原文主以干姜黄连黄芩人参汤，似非正论。况此证又无寒热错杂病情足征，何得以此方为主？恐有遗误。

十、下利，脉沉而迟，其人面少赤，身有微热，下利清谷者，必郁冒汗出而解，病人必微厥。所以然者，其面戴阳，下虚故也。

按：下利清谷，脉现沉迟，其里寒甚矣；况面戴赤，身有微热，诚元阳外越之候也。原文以为郁冒汗出解，脉证不符，大非确论。此证所幸者未出汗，阳尚在躯壳，可招而回；今既汗出，则阳露于外，诚死机也。既知面赤下虚，何得妄云汗出而解？仲景当不说此。

十一、下利清谷，里寒外热，汗出而厥者，通脉四逆汤主之。

按：下利清谷，里寒外热，汗出而厥，此阴盛逼阳于外之候，主以通脉四逆，诚不易之法也。

十二、下利手足厥冷，无脉者，灸之不温，若脉不还，反微喘者，死。

按：下利厥冷无脉，阳将尽也，灸之而温，阳回也。灸之不温，反见微喘者，阳将脱也，不死何待？

十三、下利后脉绝，手足厥冷，晬时脉还，手足温者生，脉不还者死。

按：脉绝，手足厥冷，有时脉还，手足温，阳尚未亡也；若脉不还，阳已尽矣，故知其必死。

十四、下利，腹胀满，身体疼痛者，先温其里，乃攻其表。温里宜四逆汤，攻表宜桂枝汤。

按：下利，腹胀满，纯是阳衰，而阴气上逆聚于中耳。身体疼痛，乃阴邪阻滞筋脉所致，并非外感身疼可比。外感者，必有风寒病形足征，若此故知其为阴寒阻滞无疑，法宜温里，里寒得温，胀满与身疼亦自灭亡。原文以先温其里，后攻其表，温里以四逆汤，实属合法，攻表以桂枝汤，殊非正论，学者宜细察之。

十五、下利清谷，不可攻表，汗出必胀满。

按：下利清谷，里寒之极也，原文不可攻表，此是正论。攻之必汗出胀满，是教人不可妄攻也。攻之岂仅汗出胀满可患哉？

十六、伤寒下利，日十余行，脉反实者，死。

按：下利之脉，大半微细，今见脉实，是脉不合病，邪甚正虚，恐难获效，故决其死也。

十七、下利，有微热而渴，脉弱者，今自愈。下利，脉数而渴者，今自愈。设不差，必清脓血，以有热故也。下利，脉数，有微热汗出，今自愈。设复紧，为未解。

按：下利一证，以脉象求之。脉弱而渴，里有寒也，寒邪下泄，而津液不上潮，故口渴，有微热者，是阴症而得阳也，故曰自愈。脉数而渴，里有热也，热邪下行，热伤津液，故口渴，邪脉相合，故曰自愈；设不差，而清脓血，是余热未尽故也。至于下利脉数，有微热汗出，是气机鼓动，有上升之机，故下利可自愈；设脉紧，紧为寒邪，寒伏于内，故为未解。

厥阴下篇

计十法。据舒本校增

一、下利，寸脉反浮数，尺中自涩者，必清脓血。

按：寸为阳，尺为阴，寸见浮数，阳邪之征；尺见自涩，血虚之验。清脓血者，邪气太盛，逼血下行耳。

二、下利，脉沉弦者，下重也；脉大者，为未止；脉微弱数者，为欲自止，虽发热，不死。

按：下利一证，原有因寒、因热、因湿、因膀胱失职、因中虚、因饮食，种种不一，总要认证分别阴阳实据，学者一见，自有定法。若只见一脉而论证，未免不恰。况脉只数十端，而病有千万，何得只凭脉一端立法？仲景当不若此，定有遗误。

三、热利下重者，白头翁汤主之。

按：下利而曰热，法宜清热，不独白头翁汤可治，学者总宜圆通，认理为要。

四、下利欲饮水者，以有热故也，白头翁汤主之。

按：下利饮水，明是热伤津液也，故以白头翁汤清热之剂主之。

五、下利谵语者，有燥屎也，宜小承气汤。

按：下利谵语一证，亦有虚实之不同，不得尽为有燥屎而用小承气汤。但利有新久之分，谵语有虚实之异，务在临时斟酌，于饮冷，饮热、舌润，舌干、小便清、黄，如此求之，则得矣。

六、下利后更烦，按之心下濡者，为虚烦也，宜栀子豉汤。

按：下利过甚，中气骤伤，阴阳不交，故见虚烦，用药宜慎，不可执一栀豉汤为不可易，当细辨之。

七、呕而发热者，小柴胡汤主之。

按：呕有寒呕、热呕之不同，发热有外入、内出之各别，不得统以小柴胡汤论，当辨明为是。

八、呕而脉弱，小便复利，身有微热，见厥者，难治，四逆汤主之。

按：呕而脉弱，虚寒上逆也；小便复利，身有微热，真阳有外亡之机也；更加以厥，阴盛阳微也，故为难治，此际非大剂四逆不可。

九、干呕吐涎沫，头痛者，吴茱萸汤主之。

按：呕吐涎沫，而巅顶痛者，则是厥阴头痛无疑，何也？厥阴脉会顶巅故也。条内只言一头痛，夫头痛六经皆有，不将巅顶指出，则厥阴之证，尚属含糊，主以吴茱萸汤，一定不易之法。

十、呕家，有痈脓者，不可治呕，脓尽自愈。

按：呕出痈脓，大半多属热壅于内，在厥阴篇中，用药多居辛燥，故教人不治吐脓，盖慎用辛燥之意也。

过经不解

计四法，附三阴经后。据舒本校增

一、太阳病，过经十余日，反二三下之，后四五日，柴胡证仍在者，先与小柴胡。呕不止，心下急，郁郁微烦者，为未解也，与大柴胡汤，下之则愈。

按：太阳过经不解，延至十余日，反二三下之，此际邪仍在太阳，方可云过经不解。若是柴胡证，十余日后，邪仍在少阳，方可言过经不解。此说一"呕不止，心下急，郁郁微烦"病情，乃系太阴中宫不宣，阴邪上逆之象，若只据一呕，而即云柴胡证仍在，殊属不当。总要寒热往来、口苦、耳聋、喜呕全在，用小柴胡汤，乃为恰切，不得草草了事。

二、太阳病，过经十余日，心下温温欲吐，而胸中痛，大便反溏，腹微满，郁郁微烦，先此时自极吐下者，与调胃承气汤。若不尔者，不可与。但欲呕，胸中痛，微溏者，此非柴胡证，以呕故，知极吐下也。

按：太阳过经十余日，所现病情皆正气不足之候，何也？心下温温欲吐者，中宫不宣，而阴邪滞也；大便溏而微满者，中宫有寒湿弥漫之象也；郁郁微烦，正气不畅达也。此皆由吐、下失宜，方有此候。

三、伤寒十三日不解，胸胁满而呕，日晡所发潮热，已而微利，此本柴胡证，下之以不得利。今反利者，知医以丸药下之，此非其治也。潮热者，实也，先宜服小柴胡汤以解外，后以柴胡加芒硝汤主之。

按：胸胁乃肝胆地界，今见病而呕，邪气怫郁也。日晡发热而微利，本有热也，此乃柴胡的候，下之本非其治。学者总宜相机施治为是。至原文所主之方，亦不可固执。

四、伤寒十三日，过经谵语者，以有热也，当以汤下之。若小便利者，大便当硬，而反下利，脉调和者，知医以丸药下之，非其治也。若自下利者，脉当微厥；今反和者，此为内实也，调胃承气汤主之。

按：谵语而称内热，下之理也；大小便利者，里气通也；脉调和者，气机顺也。此以为医以丸药下之，非其治，殊非正论。又若自下利，当微厥者，正虚之征也；而反和者，正未大虚也。原文何得此为内实当下之，非正论，决非仲师所语也。

差后劳复

计五法。据舒本校增

一、大病差后，劳复者，枳实栀子豉汤主之。若有宿食者，内大黄，如博棋子大五六枚。

按：大病差后，稍有劳动，而病依然复初，此皆元气薄弱之故，不得按前法治之。但病劳复一证，果系何脏损伤，何经为病？病差后，稍有劳动，其病依然，应按脏、经施治。原文所主之方，大非确论，恐有遗误。

二、伤寒差以后，更发热者，小柴胡汤主之。脉浮者，以汗解之；脉沉实者，以下解之。

按：病既称差已，何得更现发热乎？又并未现出柴胡证，何得以小柴胡汤主之？即脉浮、沉实，亦当审其何部何经，应表解、应下解，方可定案。此以笼统言之，定非确论。

三、大病差后，从腰以下有水气者，牡蛎泽泻散主之。

按：大病差后，从腰下有水气者，是病不责之太阳，而责之于肾也。太阳底面即是少阴，太阳病已，而少阴肾气发泄于外，故现腰以下有水气，法当温肾收纳。若牡蛎泽泻散，是亦利水之一法也，似非正论。

四、大病差后，喜唾，久不了了，胸上有寒，当以丸药温之，宜理中丸。

按：病后喜唾不了，中宫有寒湿未尽也。寒湿上逆而不降，故唾不止，法宜温中降逆，是一定之理也。

五、伤寒解后，虚羸少气，气逆欲吐，竹叶石膏汤主之。

按：寒邪既称解后，人既虚羸少气，本属不足，气逆欲吐，大半阴邪上逆，正气不支，法宜温中、扶阳、降逆为是。原文以竹叶石膏汤，是为胃热上攻者说法，若施之于虚羸少气之人，断乎不可。学者务宜于病情或寒或热上体会，庶不致误。

差后食复

计一法。据舒本校增

　　病人脉已解，而日暮微烦，以病新差，人强与谷，脾胃气尚弱，不能消谷，故令微烦，损谷则愈。

　　按：胃气旺，则食谷易消，胃气弱，则食难化，此亦理之常也。今日暮而微烦，正阴长阳消之时也。损谷则愈，使其食不骤，而胃气宽舒，自可无虞矣。

阴阳易病

计一法。据舒本校补

伤寒阴阳易之为病，其人身体重，少气，少腹里急，或引阴中拘挛，热上冲胸，头重不欲举，眼中生花，膝胫拘急者，烧散主之。

按：阴阳易病，皆由新病初愈，余邪尚未大尽，男与女交则女病，女与男交则男病，以致一线之余毒，势必随气鼓荡，从精窍而发泄也，治之不外扶正为主。至于烧散一方，男用女，女用男，近阴处布方寸，烧灰兑药服之，亦是取阴阳至近之气机，必引药深入，亦是近理之论。余于此等证，在大剂扶阳，取童便为引，服之屡屡获效。

外附：

太阳少阴总论

夫太阳者，即坎中真阳也；少阴者，即坎水也。阳居二阴之中，阴含一阳之内。人身中一水一火，即在此处攸分。故太阳为人身纲领，主皮肤，统营卫者是也。太阳之气上升，则水精之阴即从太阳而上行，从皮肤而出水气。太阳为外邪干犯，必由毛窍而入，仲景所以著《伤寒》，皆是从根柢上来也。故太阳之底面是少阴，少阴之底面即是太阳，所以太阳发汗有亡阳之虞，即此是也。后学不知根柢，著春温，著利证，种种不一，自以为补仲景之不逮，而不知仲景列六经，早已发明其要。惜后人之学识未到，功力未深，自诩以为独得之秘，而其中亦有好处，不得即为之无用也。总之，根柢未澈，源头未清，不得不直言之也。

麻脚瘟说

余自幼小时，即闻老人相传有麻脚瘟证，终不知此证是何也。今者历医有年，始得其要。夫曰麻脚瘟者，人身卫外之阳不足，卒为阴邪所闭也。然有吐有泻，皆是阴邪已犯中宫，上下逼迫，而人身元气系在后天，顷刻将元气剥尽，能令人死。余曾救多人，一见此症，即用大剂回阳，可以移危为安。如斩关丸、四逆汤，皆神效之品。设穷乡僻壤，觅药维艰，一遇此等证候，即速捣生姜汁同红糖服之；如无红糖，即姜汁亦可；如姜不便，而胡椒亦可，速速吞之，皆能获效。昧者不识，胡乱施治，未有不速其死者也。愿诸公熟记之，至切至切。

辨认内外发热证至要约言

医家治病，务要识得内外两法，邪有由外而入者，有由内而出者，大有分别。如发热一证，无论男妇老幼一见发热，鲜不以为外感也，不知大有分别。余阅历数十年，方始识得，不敢自秘，以公诸世，亦救世之意也。千古以来，名贤迭出，惜此未剀切详明也。曰内曰外，何以辨之证之？由外感者，无论男妇老幼，一经外感，邪从毛窍而入，闭其外出之气机，人即沉迷倒卧不起，所现头疼、身痛、恶风、畏寒等等情状。若由内而出者，无论男妇老幼，人不困倦，起居一切如无病者，但发热而已。其间有手心独发热者，有上半日发热者，有下半日发热者，有夜间发热者，种种不一。但其人面白、唇青、口不渴、满口津液，饮食无味，大小便利，不思水饮为据。即有面赤如硃，口红唇裂，皆在舌上津液满口、小便清长、喜饮热汤上辨之，万无一失。

问　答

计三条。

问曰：俗云服姜附烧干肾水，果有是说乎？

答曰：子不观仲景之用姜附，所以回阳也，阳回则津液自生，何以不烧干肾水而反生津液，生死人而肉白骨乎？此其中大有关键，昧者不明阴阳底蕴，畏姜附视若砒霜，不敢轻用，病家亦不敢轻服，相沿成风，牢不可破。由其不知姜附乃少阴主药，仲景用之以扶少火而生气者也。

曰：然则姜附其可恒用欤？

曰：可。

曰：何以知其可恒用也？

曰：凡一切阳虚诸症，如少气、懒言、身重、恶寒、声低、息短、舌润、舌黑、二便清利、不思水饮、心悸、神昏、不语、五心潮热、喜饮热汤、便血、吐血、闭目妄语、口臭难禁、二便不禁、遗尿遗屎、手足厥逆、自汗、心慌不寐，危候千般，难以枚举，非姜附何以能胜其任，而转危为安也乎？

曰：然则世之用大黄、芒硝以治病者，其故何也？

曰：大哉斯问也！夫大黄、芒硝乃治壮火食气之症也。

曰：壮火之为病若何？

曰：壮火者，是外来之邪热，入与阳明之燥热相合，盘踞于中，若不急为扑灭，顷刻将真阴灼尽而性命不保，故曰壮火食气，即此。仲景于此，轻则以人参白虎，重则以大承气、小承气汤，与夫六味、麦味、鸡子黄连润燥、养阴、救阴诸法，皆一辙也。至所现病情，如气粗口热、大渴饮冷、壮热、烦躁、汗多、身轻、张目不眠、声音响亮、口臭、芒刺满口、谵语神昏、二便不利、胸腹痞满、狂叫不休、便血、吐血，种种危候，难以枚举。如此之病，不惟姜附不用，即一切辛燥之品皆当禁服也。由是观之，则医亦可学也，而用药之宜热宜凉，有一定之理也。

曰：噫！先生此论，其可为医门之一助也，实快事也。

或问：俗云小儿纯阳之体，不宜服姜附，是耶？非耶？

答曰：小儿者，稚阳也，如初生之萌芽，其质娇嫩，用药稍差，即祸生不测，便酿出阳虚种种危候，非姜附何能扶少火而生气，以助先天危亡之机乎？世人胥曰纯阳，岂非见之左耶？总之，用姜附亦必究其虚实，相其阴阳，观其神色，当凉则凉，当热则热，何拘拘以姜附为咎哉？

或问：俗云小儿初生，先服开口药，以下胎毒，免生疮症，用药不外大黄、银花、钩藤、防风、巴豆、大枣等，果可服否？

答曰：小儿下地，定要服开口药，以下胎毒，免生疮、风症，此皆不经之论。夫小儿居母腹中，母呼亦呼，母吸亦吸，十月功圆，破衣而出，此时一团真气养成，有何胎毒？如果有毒，小儿尚可活乎？既经下地，如初出土萌芽，此则一身真气，本是并无一毫外邪，何得即以戕伐生气之药而施之？则无疾反生有疾，不生风因而生风，故有四六风、七天风，十有九死，难以枚举。此千古之流弊，实千古小儿之大厄也。噫！何世人之不讲究理法耶？